Gravidez Parto e Aleitamento

Gravidez Parto e Aleitamento

Recomendações de **NUTRIÇÃO** e Cuidados com o Bebê

NATALIA MIRA DE ASSUMPÇÃO WERUTSKY

M.BOOKS

M.Books do Brasil Editora Ltda.

Rua Jorge Americano, 61 - Alto da Lapa
05083-130 - São Paulo - SP - Telefones: (11) 3645-0409/(11) 3645-0410
Fax: (11) 3832-0335 - e-mail: vendas@mbooks.com.br
www.mbooks.com.br

Dados de Catalogação na Publicação

Werutsky, Natalia Mira de Assumpção - Gravidez, Parto e Aleitamento - recomendações de nutrição e cuidados com o bebê - 2013 - São Paulo - M.Books do Brasil Editora Ltda.

1. Saúde 2. Nutrição 3. Pais e Filhos

ISBN: 978-85-7680-210-5

Editor: Milton Mira de Assumpção Filho
Produção Editorial: Beatriz Simões Araújo
Revisão: Lucrécia de Barros Freitas
Coordenação Gráfica: Silas Camargo
Capa: Isadora Coutinho Mira de Assumpção
Foto da capa: Ana Fuccia
Fotos: Isadora Coutinho Mira de Assumpção | Wueislly Werutsky
Editoração: Crontec

Dedico este livro ao meu esposo Wueislly Werutsky, por ter me proporcionado a maravilhosa oportunidade de me tornar mãe e por sua constante ajuda nesse processo de transformação de nossas vidas; aos meus pais queridos Ruth e Milton, que são um exemplo excepcional de família, com seus ensinamentos tão pertinentes, ajudando-me a me tornar o ser humano que sou; à minha irmã, Isadora, e aos familiares por seu constante apoio, e a Sophia, minha amada filha, que tem sido meu elo para que eu possa exercitar todos os conhecimentos que tenho adquirido sobre maternidade.

Agradecimentos

Primeiramente, gostaria de agradecer a Deus pela oportunidade que Ele me deu de ser mãe e de iniciar uma família sólida e maravilhosa. Por meio da experiência de sermos pais, meu esposo e eu estamos dia a dia crescendo mais como seres humanos. Agradeço a nossa filha Sophia, uma bebê meiga, alegre, saudável, simpática e amorosa, pela bênção de nos proporcionar um curso intensivo de pais. Estou aprendendo a me tornar mãe; e esse é um processo longo, profundo e que exige muita dedicação. Mas estou muito feliz neste meu novo papel.

Agradeço ao meu maravilhoso marido Wueislly Werutsky, por estar ao meu lado em todos os momentos; graças a isso, temos aprendido juntos como nos tornar bons pais. Ele aguentou firme um início de período gestacional difícil, no qual eu praticamente só vomitava e meus nervos estavam à flor da pele. Acompanhou-me durante o pré-natal e, principalmente, apoiou-me no desejo de ter um parto domiciliar, entendendo que essa seria a forma mais natural de trazer nossa filha ao mundo. Ele esteve comigo durante todo o processo do trabalho de parto, vivenciando cada momento intensamente, dando-me força e coragem.

Em especial quero agradecer à minha mãe Ruth por sua companhia constante, por seu amor, carinho e pela ajuda nos cuidados com a Sophia. Isso me proporciona segurança e tempo para fazer algo para mim. Agradeço também ao meu pai Milton, à minha irmã Isadora, à minha tia Deyse, à minha sogra Cacilda e à minha avó Rute, que vem dividindo com minha mãe os cuidados com a Sophia, além do apoio incondicional nesta nova fase da família.

Um agradecimento carinhoso às profissionais maravilhosas que participaram do meu parto e que acompanharam meu pré-natal — seus nomes estão mencionados no capítulo dedicado ao parto da Sophia.

Agradeço também pela vida de meus primos, tios, tias, sogra e sogro, cunhada, cunhado, amigos de fé, profissionais da saúde, enfim, a todos que se alegraram com a vitória e as conquistas de minha família. Recebemos muito apoio, amor, carinho e presentes de todos.

Meus mais sinceros agradecimentos!

Colaboradores

Quero agradecer a Dra. Andrea S. Q. Campos, médica ginecologista e obstetra, especialista em medicina antroposófica, a Dra. Melania Maria Ramos de Amorim, MD, PhD, médica ginecologista e obstetra com Pós-doutorado em Ginecologia e Obstetrícia pela Unicamp e Pós-doutorado em Saúde Reprodutiva pela OMS, a Ana Cristina Duarte, bióloga e obstetriz pela USP, educadora perinatal, coordenadora do GAMA — Grupo de Apoio à Maternidade Ativa, coautora do livro *Parto Normal ou Cesárea? O que toda mulher deve saber (e homem também)*, Ed. UNESP; pela colaboração e esclarecimentos durante o desenvolvimento deste livro.

Muito obrigada!

Sumário

Apresentação

Desde o momento em que me curei da hepatite C e decidi que precisava, e desejava, formar minha família, pensei em escrever este livro enfocando a gravidez, o parto, o aleitamento e os cuidados com o bebê. Queria compartilhar e transmitir os conhecimentos e experiências adquiridos na prática como nutricionista e mãe de primeira viagem.

Neste primeiro livro, *Gravidez, parto e aleitamento*, direcionado às mulheres consideradas nutricional e clinicamente saudáveis, busco passar de forma prática e clara informações e conhecimentos referentes ao período de gestação, aleitamento e cuidados com o bebê nos primeiros seis meses de vida. São experiências e aprendizados de uma mãe nutricionista às futuras mamães, esclarecendo dúvidas, derrubando mitos e abordando de forma deliciosa e esclarecedora a questão nutricional durante a gestação, o parto e o aleitamento.

No próximo livro, abordarei a introdução alimentar e os cuidados com os bebês até os 2 anos de idade, com dicas, receitas, práticas e fáceis de fazer e cardápios que agradam às mamães e a seus filhos.

A alimentação do ser humano — desde o seu nascimento — é rodeada de cuidados. A primeira etapa é a alimentação durante a gravidez, depois durante o aleitamento materno, aí vem o período do desmame, no qual a criança começa a ter contato com novos alimentos. Esses são períodos cheios de dúvidas e incertezas, e as futuras mamães, muitas vezes, não sabem como lidar com elas, nem que tipos de alimentos oferecer, quando, quanto, como, em que consistência e com que frequência.

A probabilidade de um bebê desenvolver obesidade, problemas cardiovasculares, diabetes, hipertensão, entre outros males, ao longo de sua vida, está diretamente relacionada com a alimentação da sua mamãe durante a gestação, aleitamento e à sua própria alimentação durante sua infância desde o início da introdução alimentar. Os filhos tendem a seguir os padrões alimentares da família ensinados a eles durante os seus primeiros anos de vida. Por isso, as escolhas adequadas das mães são extremamente importantes para garantir-lhe um futuro saudável.

Segundo o Ministério da Saúde, a criança deve receber aleitamento exclusivo e frequente até os seis meses de idade; de seis meses a 1 ano, pelo menos três mamadas/dia; e, de 1 a 2 anos, pelo menos duas mamadas/dia. A partir dos 2 anos, deve ocorrer o desmame, e a alimentação passa a suprir totalmente as necessidades da criança. Acaba, assim, uma jornada para dar início a outra, em um ciclo familiar eterno.

Com este meu trabalho, então, espero contribuir com todas as famílias que estão em formação ou que ainda estão para se formar e que queiram ter uma participação mais ativa e positiva na saúde nutricional de seus filhos. Espero, ainda, trazer esclarecimentos úteis às mulheres, desde o momento da concepção, passando pela escolha do tipo de parto até o final do aleitamento exclusivo - os seis primeiros meses de vida do seu bebê.

Prefácio

Conheci este livro quando ele ainda era um embrião na barriga de sua autora. Natalia nem projetava ainda uma gravidez real quando apareceu anos atrás em minha sala e conversamos. De bebês a alimentação, de aleitamento materno a culinária orgânica, foi uma deliciosa troca de paixões entre nós duas, ambas apaixonadas por seus trabalhos.

Acompanhei sua jornada e exultei com sua gravidez. Assisti sua barriga crescer, o rosto se encher, os olhos brilharem. Participei do seu parto, do nascimento de sua filha, de uma família. Vi sua bebê crescer com saúde repleta de leite materno. O resultado dessa vida plena de emoções virou esta obra que agora você tem em suas mãos.

Não é um conjunto de regras ou receitas, quer de gravidez, parto, amamentação, quer de alimentação, suplementação, nutrição. Este livro é um baú de emoções reais, recheado de informações valiosas que vão ajudar a gestante, puérpera e mãe a ter uma alimentação voltada para o bem-estar dela e de seu bebê.

A obra se faz necessária dentro de um cenário muito complexo. Nós brasileiras temos culturalmente o hábito de projetar no médico ginecologista e obstetra todas as nossas expectativas de informações relacionadas ao nosso corpo e emoções, da adolescência até o amadurecimento pós-menopausa.

A autora foi extremamente cuidadosa em colecionar todas as informações que podem ajudar as gestantes a se preparar física e emocionalmente para a grande aventura da maternidade. As valiosas dicas para o pós-parto poderão ser usufruídas por longo período e quiçá mudar para melhor os hábitos alimentares de toda a família, para sempre.

Se não mais podemos nem queremos voltar para as cavernas e ter uma vida legitimamente orgânica e instintiva, também não temos de nos contentar em viver uma vida artificial, química e mecânica. É possível conciliar o moderno e o saudável, o novo com o instintivo. E Natalia nos presenteia com esse admirável mundo equilibrado.

Tudo está aqui compilado, as dicas nutricionais, as categorias de alimentos e seus valores, as alternativas, a importância e função dos nutrientes. Mas não é só isso, a obra também fala de toda a temática que envolve as fases da gravidez, parto, puerpério, amamentação, cuidados com o bebê, enfim, um guia moderno completo, acessível, prático e realmente útil de saúde materna. Aproveite, deguste e faça boas escolhas. Nunca é tarde e os resultados vão aparecer por toda a sua vida e a de sua família.

ANA CRISTINA DUARTE
Obstetriz e parteira

Introdução

A mulher recebeu a dádiva de gerar a vida, e, junto com esse presente, experimentará o prazer do aleitamento. Esses são momentos únicos na vida de uma mulher, e, para quem decide torná-los realidade, deve preparar-se para receber essa bênção.

O período de gestação traz muitas mudanças e expectativas, por isso, é necessário que a futura mãe esteja atenta a tudo que faz, sente, pensa e, principalmente, a tudo que come ou deixa de comer.

Na gestação, as necessidades nutricionais da mulher são elevadas. Para nutrir bem o feto e a si mesma, a alimentação deve ser de qualidade, respeitando suas individualidades. Porém, o ideal é dar a mesma importância à condição nutricional da mulher tanto antes de engravidar quanto durante a gestação ou lactação. Uma mulher não se torna saudável de uma hora para outra; um corpo com saúde é algo que precisa ser conquistado dia a dia. Um organismo saudável consegue lidar melhor com os desafios fisiológicos enfrentados durante a gestação e a lactação. Mulheres saudáveis física, mental e espiritualmente tendem a ter gestações de baixo risco, gerando e criando filhos mais saudáveis, também.

A gestante deve ser avaliada do ponto de vista nutricional, bioquímico e clínico. O diagnóstico deve abranger todos esses aspectos, para que o profissional que a acompanhará durante todo o pré-natal possa orientá-la da melhor maneira possível.

Já durante a gestação, é importante que sejam feitos os exames periódicos solicitados pelo médico e pelo nutricionista para uma boa avaliação e acompanhamento da gravidez.

O ganho de peso — que muito assusta a maioria das gestantes — deve ser monitorado pelo profissional para que ele saiba das condições nutricionais da gestante e se o seu peso está adequado à sua semana gestacional. O peso e a saúde do bebê ao nascer estão diretamente ligados ao ganho de peso adequado da mãe durante a gestação. Caso a mãe ganhe peso em excesso, o bebê pode apresentar maior chance de se tornar um adulto obeso ou desenvolver hipertensão e diabetes. No caso de a mãe ter ganhado peso insuficiente, o bebê pode sofrer Retardo de Crescimento Intrauterino (RCIU), nascer prematuro e/ou com baixo peso — o que pode ocasionar uma série de problemas, principalmente nos primeiros meses de vida do bebê.

Cada etapa da gestação tem as suas peculiaridades, porém o segundo trimestre tende a ser o mais tranquilo e, por isso, uma experiência deliciosa. Aproveite este período para ler, organizar o quarto do bebê, comprar o enxoval, viajar, trabalhar sem tanto estresse, manter relações sexuais com o parceiro sem medo e sem culpa, enfim procure aproveitar este momento tão especial que antecede a chegada do novo membro da família.

O último trimestre tende a ser o mais difícil. É o mais pesado; a gestante pode sentir diversos incômodos como azia, dificuldade para dormir, inchaço, cansaço nas pernas, dores nas costas e prisão de ventre. Junto a isso, a gestante fica ansiosa para a chegada do bebê que se aproxima mais e mais a cada dia. Nas últimas semanas, então, a espera pelo trabalho de parto pode parecer eterna... Mas depois vem a recompensa.

Após o nascimento do bebê, inicia-se uma fase maravilhosa, cheia de descobertas, mas difícil, pois requer adaptações entre os pais e o filho. Neste período, o vínculo entre eles começa de fato a se fortalecer. Há o contato olho no olho, o toque corpo a corpo, o aleitamento, o enorme carinho despendido, enfim a relação entre os membros da família começa a se estabelecer de forma mais forte e presente.

Em particular, a amamentação é um presente que a mulher recebeu de Deus para iniciar um profundo relacionamento de cumplicidade e amor com seu filho. É um momento mágico, sublime, indescritível de contato entre os dois, mas que requer um cuidado especial na alimentação da mãe. Quanto à alimentação do bebê, ela vai depender do organismo da mãe, que precisa produzir leite, provendo todos os nutrientes de que seu filho necessita.

Do período da gestação ao aleitamento, a mulher não deve fazer dieta alguma, nem passar por restrições alimentares severas. O ideal é que um nutricionista possa orientá-la em relação às suas necessidades alimentares específicas, para que o crescimento e o desenvolvimento do bebê não sejam prejudicados. Como vimos, o peso e a saúde do bebê ao nascer estão diretamente ligados ao ganho de peso adequado da mãe durante a gestação, assim como a fatores de risco para o desenvolvimento de obesidade, hipertensão e diabetes tipo 1.

E esse é só o começo de uma relação intensa de cuidados, dedicação e, principalmente, muito amor para toda uma vida...

Capítulo 1

Uma Gestação Muito Aguardada

Enfim, a gravidez

O relacionamento entre mim e meu marido Wueislly Werutsky sempre foi marcado por histórias de fé e superação.

Logo no início de nosso namoro, em fevereiro de 2003, descobri que era portadora de hepatite C (HCV). Começava aí uma grande batalha contra a doença e a confirmação de quanto amor de fato nos envolvia... Mas não foi uma batalha a dois, não. Ela envolveu, isso, sim, todos os nossos familiares e, também, os amigos mais próximos de maneira profunda, como relatado em meu livro *Hepatite C — minha história de vida*. Em 1º de junho de 2008, iniciei o tratamento da hepatite C. Na época, pesava 42 quilos, o que era muito pouco para minha altura (1,65 m), não menstruava há mais ou menos 10 anos, e ainda sentia muitos outros desconfortos que perturbavam o meu dia a dia. Já estava casada há 4 anos, e a possibilidade de ter um filho parecia extremamente distante, devido a este cenário tão difícil. Apesar disso, porém, tinha uma vida plena e feliz com minha família, muita fé em Deus, sempre, e ânimo e disposição para o trabalho, os estudos e os amigos.

Ingerir Ribavirina e Interferon Peguilado — remédios usados para o tratamento do HCV — parecia mais um risco do que a possibilidade de cura em si, tudo em razão dos diversos efeitos colaterais causados pelos medicamentos e da debilidade de meu organismo. Mas, ainda assim, com confiança, passei pelo processo medicamentoso e fui obtendo ao longo do tratamento o resultado negativo tão esperado em todos os exames.

Após o término do tratamento veio a certeza da cura. Meu organismo, aos poucos, começou a se restabelecer, mas a gravidez ainda era algo distante. Após o término do tratamento teria de esperar pelo menos um ano para engravidar, ou seja, só começaria a pensar em concretizá-la a partir de dezembro de 2009. Mesmo após este 1 ano, em dezembro de 2009, a gestação continuava sendo algo muito distante da realidade, pois ainda sofria de amenorreia (ausência de menstruação).

No início de 2010, com muita firmeza, disse a minha família:

– Orem, porque eu VOU engravidar este ano!!!

Sei que muitos duvidaram disso; sabiam que só um milagre mesmo para eu gerar uma criança. Além de tudo, eu continuava com baixo peso e sem os períodos menstruais, portanto, claro, sem ovulação.

Foi então que, em julho de 2010, Wueislly, que sempre me apoiou em tudo, foi levado por sua empresa para realizar um trabalho em Israel. Após concluir suas atividades profissionais, ele resolveu, então, aproveitar para tirar uma semana de férias naquele país, e meus pais Milton e Ruth, minha irmã Isadora e eu fomos para lá nos encontrar com ele para, juntos, conhecermos Israel — um sonho de muito tempo!

Alguns meses antes de ir para Israel, procurei uma profissional obstetra e começamos um trabalho para estimular o funcionamento dos meus ovários. Até pouco antes da viagem, nada havia dado certo de fato, e os meus óvulos não respondiam de forma adequada ao estímulo; eu continuava sem ovular adequadamente e sem menstruar. Faltava algo...

Durante nosso passeio, após passar pelo mar da Galileia e nos banhar no rio Jordão, fomos para Jerusalém, a Cidade Santa, levando em nosso coração e mente os mais elevados pedidos de oração.

Em um dos momentos mais marcantes da viagem, oramos em família no Muro das Lamentações, agradecendo por estarmos naquele lugar sagrado e apresentando, de maneira muito calorosa e respeitosa, nossos pedidos. Meu esposo e eu, com muita fé, nos afastamos um pouco e como casal, demos as mãos e, em pé, diante da bandeira de Israel, em frente ao Muro, oramos fervorosamente por nosso principal pedido: a graça de ter filhos!

Lemos alguns versículos da Bíblia e declaramos as promessas de Deus na nossa vida. Depois disso, demos continuidade ao passeio, porém, com nossos corações cheios de alegria, fé e emoção.

Vocês não acreditam no que aconteceu... Mesmo com todas as orações, nós não estávamos preparados para uma resposta tão rápida. A espera tinha sido de mais de uma década, concordo, mas, ao mesmo tempo, a resposta pareceu-nos muito repentina.

No mesmo dia em que oramos juntos no Muro, em 26 de julho, eu fiquei menstruada. No início fiquei sem saber o que era, achei que havia me machucado de alguma forma, ou talvez fosse uma hemorragia. A primeira coisa que fiz foi correr e contar para minha família o ocorrido. Minha mãe pensou que aquilo pudesse realmente ser uma pequena hemorragia, eu mesma achei que poderia ser um aborto, apesar de saber que dificilmente estaria grávida sem ovular.

Minha mãe passou aquela noite acordada, orando, pois estava assustada com a notícia e seus desdobramentos. Mas, no dia seguinte, percebi que realmente era menstruação, apesar de não me lembrar mais como era estar menstruada. Todos, então, festejamos com muita alegria aquela notícia tão esperada, pois já era uma resposta para o sonho de se tornar realidade, formar uma família.

Já de volta ao Brasil continuei com minhas consultas à médica que estava acompanhando minha evolução ovariana. Ela me disse que naquele mês de agosto eu iria ovular e poderia tentar engravidar, com grandes chances de êxito. E, no primeiro mês após menstruar, no dia 15 de agosto, fomos agraciados com esta bênção. A gestação foi confirmada no dia 31 de agosto. Esperei — contando os segundos de tão ansiosa — mais uma semana para, então, contar a novidade para toda a família. A alegria foi geral e agradecemos por esta grande bênção!

Eu tive bastante enjoo nas primeiras 15 semanas de gestação, mas depois a gravidez transcorreu sem intercorrências. Tomei os suplementos de que precisava, fiz o pré-natal desde o início, com muita responsabilidade, pratiquei ioga e hidroginástica, nadei e trabalhei moderadamente. Engordei 21 kg, e, no final da gestação, um probleminha: meu nervo ciático inflamou bastante. Para amenizar as dores, tomei três injeções de vitamina B12, fiz algumas sessões de fisioterapia, além de aulas de alongamento. Assim, dias antes do parto, tudo já havia passado, dando-me ainda mais tranquilidade para a tão esperada hora de trazer minha filha ao mundo.

Plano ideal para o meu parto

Com o transcorrer da gravidez e o acompanhamento médico durante o pré-natal, era hora de pensar no parto. Comecei a pensar em como gostaria que a Sophia (nome escolhido com tanto carinho para a minha filha) viesse ao mundo. Resolvi então escrever um plano de parto, como se fosse uma ficha com todos os meus desejos para a sua chegada. Esta ficha serviria para que eu pudesse me planejar e me programar para atingir estes objetivos.

Mãe: Natalia Mira de Assumpção Werutsky – 32 anos

Pai: Wueislly Werutsky – 35 anos

Data provável do parto: 2 de maio de 2011

Primeira gestação: sem histórico de abortos

Gestação única: sexo feminino, bebê Sophia

Gestação: sem intercorrências (apenas uma leve anemia já tratada e inflamação no ciático curada)

Cidade onde deverá ser o parto: São Paulo, em casa, no bairro Alto de Pinheiros

Desejos da futura mamãe para o momento do trabalho de parto:

- Meu marido ao meu lado, sempre
- Silêncio
- Tranquilidade
- Privacidade
- Massagem
- Respiração profunda
- Bola para fazer exercícios – ajuda o bebê a descer e encaixar
- Pouca luz
- Espaço amplo, arejado e limpo

- Ambiente aconchegante e caseiro
- Almofadas
- Banheira com água em temperatura adequada (em torno de 36 graus)
- Música ambiente
- Minha mãe presente
- Fotos e filmagem, se for possível, sem estresse
- Liberdade para realizar posturas ativas durante o trabalho de parto
- Liberdade para escolher a melhor posição e local na fase expulsiva
- Auxílio, orientação e apoio da doula Cristina Balzano, da obstetriz/parteira, da pediatra Dra. Sandra Regina de Souza e da Dra. Andrea S. Q. Campos
- Orientação e sugestão para saber as melhores posições e para uma respiração que ajude durante o trabalho de parto e a fase expulsiva
- Evitar a posição deitada-horizontal
- Não quero sentir frio
- Sem avental de maternidade ou roupa de doente
- Sem pessoas estranhas presentes no ambiente, nem perto de mim
- Sem raspagem
- Sem celular ligado na sala
- Sem lavagem intestinal
- Sem peridural — sem anestesia alguma, aliás
- Sem buzinas
- Sem toques e intervenções desnecessários
- Sem aparelhos e cortes desnecessários
- Sem rompimento manual da bolsa
- Sem indução das contrações com ocitocina
- Evitar episiotomia (corte cirúrgico feito no períneo, a região muscular que fica entre a vagina e o ânus, durante o parto normal)
- Sem exploração manual do útero
- Sem manobra de Kristeller (uma pressão feita pelo médico sobre o estômago para ajudar o bebê a nascer, que não é comprovadamente eficaz)
- Liberdade para tomar água, sucos ou comer algo leve, se precisar
- Quero sentir a cabeça da bebê coroando

- Esperar os minutos necessários para cortar o cordão umbilical – gostaria mesmo é que meu marido cortasse o cordão
- Quero deixar a placenta sair naturalmente
- Amamentar o mais breve possível
- Não utilizar colírios ou nitrato de prata nos olhos da nenê
- Aplicação de vitamina K via oral
- Receber orientação para amamentar e dar o primeiro banho
- Ter contato de pele com a nenê assim que ela nascer
- Poder curtir minha filha após o nascimento
- Não ficar longe dela
- Ter a pediatra Dra. Sandra Regina de Souza participando do parto

Capítulo 2

Primeiro Trimestre de Gravidez

Quanta novidade!

Este período é mesmo cheio de novidades. Os seios começam a inchar e a doer, e você, depois das suspeitas, finalmente descobre com um simples exame comprado em farmácia ou um exame de sangue que está esperando um bebê. O casal sempre fica ansioso para compartilhar logo a novidade com familiares e amigos, mas é bom esperar um pouco para colocar a novidade nos meios de comunicação (Facebook, Twitter, e-mails, blogs, etc.), até a gravidez se estabelecer um pouco mais.

Logo nas primeiras consultas ao obstetra, vêm os exames de ultrassom e de sangue. Primeiro para saber se o bebê está bem, segundo para descobrir se é um bebê só, se são gêmeos, trigêmeos, se é uma menina, um menino, enfim de agora em diante é uma novidade atrás da outra

A mulher se sente, então, até mesmo mais bonita, orgulhosa, confiante (apesar de, às vezes, ser tomada repentinamente por pensamentos totalmente contrários — achar-se feia, gorda, insegura, cheia de estranhezas). Os primeiros meses são mesmo de ansiedade, entusiasmo e, como não podia deixar de ser, de alguns desconfortos. Daí a importância de fazer um pré-natal e relatar tudo, mas tudo mesmo, ao seu médico, para que nenhuma dúvida fique sem resposta, tranquilizando a mulher para as próximas etapas da gravidez.

Quanto à alimentação, logo no comecinho, ainda não existe um aumento do apetite, porém o que é ingerido já merece uma atenção especial, pois esse é um ótimo momento para a mulher se conscientizar e buscar hábitos alimentares mais adequados e menos prejudiciais à futura mamãe ou ao bebê. O peso é mais uma questão importante a ser abordada. A indicação de ganho de peso gestacional depende do peso da mulher ao engravidar. Em razão de uma série de alterações características desse período, algumas situações são consideradas normais (desde que o peso materno esteja adequado — dentro da normalidade — ao engravidar).

Assim, a mulher tanto pode:

- perder peso de até 3 kg;
- manter o mesmo peso de antes da gravidez; ou
- ganhar até 2 kg.

Nesta fase, é comum o uso da justificativa "comer por dois", porém essa síntese é interpretada de maneira muito errônea, principalmente no primeiro trimestre, no qual o que conta na alimentação da mãe é a *qualidade* e não a *quantidade* do que se come. Se o apetite sempre foi contido e aumenta de repente, então, é bem provável que isso ocorra devido a alterações emocionais.

A alimentação equilibrada visa a atender as necessidades nutricionais, considerando peso, altura, idade e atividade física/profissional da gestante. O número, horário e composição das refeições devem ser ajustados aos hábitos alimentares e ao ritmo de vida e metabolismo de cada mulher.

Para o desenvolvimento do feto nesta fase, é indicado o consumo de alimentos que sejam fonte de proteína, pois é à custa deste macronutriente que a divisão celular acontece. Portanto, não devem faltar nas refeições algumas fontes proteicas, como ovos caipiras, feijões, lentilha, grão-de-bico, castanhas, tofu e tempeh (alimento à base de soja fermentada). Caso você consuma carnes, pode variar entre peixes — dê preferência aos pequenos de águas frias — e frango caipira.

Outro nutriente essencial é o ácido fólico, que participa da formação neurológica do bebê. Derivado da vitamina B, ele é encontrado nas leguminosas como feijão, ervilha, grão-de-bico; nas verduras de folhas verde-escuras como rúcula, espinafre, couve, brócolis e nas algas.

Sintomas mais comuns

Aspectos fisiológicos baseados em alterações hormonais e psicológicas provenientes das tensões e ansiedades do momento podem contribuir para o aparecimento de alguns males que podem vir a incomodar a futura mamãe. A seguir listo alguns sintomas e o que se pode fazer para amenizá-los:

Mal-estar matinal, náuseas e vômitos

São sintomas comuns no início da gestação. Podem aparecer em vários períodos do dia ou durar o dia todo, porém são mais frequentes ao acordar.

Para atenuar a sintomatologia, eis algumas recomendações:

- ao acordar, prefira, ingerir alimentos sólidos e secos, como torradas, bolachas salgadas e biscoitos de polvilho;
- siga o que seu organismo mandar — coma o que seu corpo aceitar, mas não fique em jejum;
- durante o dia, continue dando preferência aos alimentos sólidos, como cenouras cruas, batatas yacons, pães, biscoitos e bolachas integrais, cereais integrais e bolos ao vez de líquidos — depois de umas duas horas de sua última alimentação durante o dia, coma uma fruta, tome uma vitamina ou um suco (os melhores são sucos com gengibre);
- consuma suco de couve com água de coco e procure descansar pelo menos meia hora depois do almoço;
- evite ingerir líquidos durante as refeições, reserve-os para o decorrer do dia;
- prefira sobremesas geladas, do tipo picolé ou gelatina;
- evite refeições exclusivamente líquidas, principalmente sopas "quentes";
- faça refeições em pequenos volumes, várias vezes ao dia, fracionando-as de 6 a 8 vezes por dia;
- evite ficar em jejum, de estômago vazio, por mais de 2h30;

- evite alimentos gordurosos e fortes, como molhos, condimentos e frituras;
- dê preferência às preparações leves e de fácil digestão, como os grelhados, cozidos, assados, saladas cruas, purês e massas com molho de tomate;
- coma alimentos fontes de B6, como cereais integrais, legumes, bananas, aveia, batatas e leguminosas (feijões, grão-de-bico, lentilha, ervilha, soja, etc.);
- evite sentir o cheiro de alimentos que você já identificou como causadores de náuseas; e
- hidrate-se: para repor os minerais e vitaminas (em casos de vômitos), consuma bebidas isotônicas naturais, como a água de coco.

Indigestão

Sensação vaga de desconforto abdominal que pode, ainda, incluir uma sensação de eructação (o mesmo que arroto), inchaço e náuseas.

Para ajudar a diminuir seus efeitos:

- coma lentamente, mastigando bem os alimentos;
- diminua o consumo dos alimentos que lhe causam desconforto;
- evite o consumo de líquidos junto com as refeições;
- prefira preparações leves e de fácil digestão;
- evite deitar-se imediatamente após a refeição;
- ao deitar-se, coloque mais um travesseiro para que sua cabeça fique mais alta que o corpo; e
- tome suco de couve com água de coco.

Repulsa ou desejo por certos alimentos

Algumas mulheres sentem uma *vontade muito grande* ou uma *repulsa* inexplicável por determinados alimentos, sem que tenha, porém, comprovação científica de sua necessidade. Não é porque há uma vontade inexplicável de comer algo diferenciado que este seja um sinal de que a gestante esteja com alguma carência nutricional, nem ao menos há uma relação direta com determinadas características da criança, caso o alimento não seja consumido. O importante é que a futura mamãe alimente-se bem sempre, sem exagerar no consumo de algo específico.

Azia

Sensação de queimação no estômago e garganta provocada por refluxo devido à ação hormonal, pressão intra-abdominal e digestão lenta. Para amenizar os seus sintomas:

- evite alimentos que causem desconforto estomacal de maneira individualizada, ou seja, especificamente são ruins para você;
- prefira preparações de fácil digestão, como legumes, frutas, purês e saladas;
- evite beber líquido durante as refeições;
- não consuma frituras ou preparações com molhos que contenham manteiga, pimenta, creme de leite ou maionese;
- procure não se deitar logo após as refeições; e
- evite alimentos gordurosos, condimentados ou industrializados

Aumento de apetite

Algumas gestantes sentem necessidade de aumentar o volume de comida ingerida durante o dia logo que sua gravidez é comprovada.

Isso, porém, pode vir a causar um significativo aumento de peso ainda no primeiro trimestre gestacional, o que não é muito recomendável para as gestantes que engravidaram no peso ideal ou acima do peso — o ganho de peso no primeiro trimestre gestacional é indicado apenas para as gestantes que estavam desnutridas ao engravidar.

O aumento do apetite, na verdade, pode estar associado a fatores emocionais e psicológicos, uma vez que a necessidade energética geralmente não aumenta no primeiro trimestre.

Cada caso deve ser analisado separadamente, porém algumas dicas podem ajudar a evitar este aumento de peso e a ingestão excessiva de alimentos:

- faça suas refeições de maneira fracionada, ou seja, em menores porções e várias vezes ao dia — recomendado é de 6 a 8 vezes por dia;
- não deixe faltar preparações ricas em fibras, tipo arroz e cereais integrais, leguminosas, verduras, frutas e legumes crus, sementes e castanhas;
- não deixe de fazer lanches intermediários com preparações simples, incluindo frutas, castanhas, frutas secas e sucos; e
- beba líquido durante todo o dia (dê preferência à água natural, água de coco e sucos naturais).

Desmaio e fraqueza

Sensação de cansaço, corpo mole, sem energia, sem forças. As gestantes são suscetíveis a esses sintomas em função de alimentação inadequada, muitas vezes devido à apresentação de um quadro de náuseas, vômitos e/ou anorexia. Na maioria das vezes, o desmaio e a fraqueza estão relacionados à hipoglicemia (baixa concentração de açúcar no sangue), daí a importância do pré-natal e acompanhamento nutricional para prevenir essa possibilidade.

Entre as medidas de controle, as principais são:

- fracionar as refeições;
- dar preferência aos alimentos integrais, frutas, legumes e verduras;
- não deixar de se alimentar por mais de 2h30 horas; e
- manter no cardápio diário todos os grupos alimentares

Salivação excessiva

Enquanto algumas gestantes reclamam desse sintoma, outras nem percebem o aumento da secreção salivar. Algumas medidas amenizam a sintomatologia, como:

- o consumo de frutas ricas em água, como melancia, melão, uva, maçã, abacaxi, etc.;

- o aumento da ingestão de líquidos;
- o fracionamento da dieta — coma mais vezes ao dia em menor volume;
- não cuspir a saliva; se não conseguir engolir, use uma toalha de pano para amenizar o desconforto; e
- evitar ficar em jejum por um longo período de tempo, por mais de 2h30.

Infecção urinária

Durante a gestação a mulher tem mais risco de contrair infecção urinária. A urina da gestante é mais doce e contém muitos nutrientes, o que torna a uretra um ambiente atraente para proliferação de microorganismos.

As infecções urinárias atingem de 10% a 20% das gestantes. Elas ocorrem geralmente porque a urina da gestante fica mais rica em glicose, o alimento das bactérias, podendo promover seu crescimento. Isso — aliado a alterações na permeabilidade intestinal — gera um desequilíbrio entre as bactérias e as defesas do organismo. A velocidade do fluxo da urina dos rins para a bexiga também é mais lento, o que facilita a proliferação de bactérias.

A infecção urinária pode ser assintomática, mas muitas vezes vem acompanhada de desconfortos, como dores ao urinar, náuseas, contrações uterinas, podendo, em casos mais graves, até levar ao aborto.

Para prevenir ou amenizar uma infecção urinária, a gestante deve ingerir bastante líquido, evitar açúcar, alimentos doces e fermentados, leite e derivados, frutas cítricas, vinagre e produtos refinados; e deve fazer uso de alho, gengibre, orégano, salsinha, suco de cranberry, e ingerir alimentos prebióticos (alguns tipos de fibras alimentares; para mais detalhes, veja o capítulo sobre alimentação).

Converse com seu médico e nutricionista sobre a utilização de alimentos probióticos (os mais conhecidos são os lactobacilos e os bifidobactérias) e tenha uma alimentação rica em frutas, legumes e vegetais crus.

Dicas gerais a partir do primeiro trimestre

A seguir, algumas dicas gerais que considero muito importantes para uma gravidez mais tranquila do começo ao fim:

- Tome sol nas mamas até as 10 horas da manhã e depois das 15 horas da tarde;
- não passe cremes, óleos, bucha ou algo parecido nos mamilos e nas auréolas (bico do seio e em volta);
- evite carregar peso e fazer serviço pesado;
- procure dormir sempre que puder e sentir vontade;
- respeite os limites do seu organismo;
- é importante que sejam feitos todos os exames solicitados pela equipe médica e nutricional para que se faça uma boa avaliação e acompanhamento da gravidez;
- lave bem as mãos sempre que for ao banheiro, mexer no lixo, chegar em casa, colocar as mãos em animais e antes das refeições;
- cuidado com o contato com animais; eles podem transmitir doenças prejudiciais para o feto e para a gestante;
- use água de qualidade, potável, adequada para ser consumida;
- Ligue para o médico e nutricionista sempre que surgir uma nova dúvida ou tiver qualquer intercorrência; e
- é normal ter alterações no humor, ficar mais sensível e carente — explique isso ao seu marido, familiares e amigos, e mantenha-os perto de você, para tranquilizá-la e apoiá-la em todos os meses de sua gravidez.

Capítulo 3

Segundo Trimestre de Gravidez

Quanta mudança!

Neste momento a barriga já está aparecendo, e, em pouco tempo, você vai começar a sentir os tão esperados primeiros movimentos do bebê. Talvez você já saiba o sexo, por isso este é o momento de começar a planejar o enxoval.

Se seu peso pré-gestacional estava adequado do ponto de vista nutricional, é chegada a hora de acrescentar 300 kcal/dia no cardápio para atender à demanda metabólica aumentada em função do crescimento e desenvolvimento do bebê, além de alterações fisiológicas por conta da gestação.

Assim, para manter-se saudável durante a gravidez e tornar possível o desenvolvimento do feto, além de armazenar nutrientes para a amamentação e para o bebê em seus primeiros dias de vida, é indicado o consumo dos seguintes alimentos:

- alimentos fonte de **proteínas**, como ovos caipiras, carnes e leguminosas, devendo ser consumidos com prioridade no almoço e jantar; e
- alimentos fonte de **cálcio**, em razão da estrutura óssea do bebê. As melhores fontes são o brócolis, amêndoas, repolho, couve,

sementes de gergelim e girassol, tahine, alimentos marinhos, algas, vegetais folhosos verde-escuros e leguminosas como lentilha, grão-de-bico e feijões.

O consumo de 3 a 4 porções/dia de alimentos ricos em cálcio atende às recomendações da gestante e do bebê. Dê preferência às fontes citadas na Tabela 3.1 como as melhores.

TABELA 3.1 Alimentos fonte de cálcio

Alimento (em 100 g)	Cálcio (mg)	Medida caseira
Leite integral	113	3/4 copo americano
Brócolis	86	3 ramos grandes
Semente de gergelim	131	10 colheres de sopa
Repolho	47	10 colheres de sopa
Tofu	111	2 fatias grossas
Feijão	99	1 concha grande
Leite desnatado	134	3/4 copo americano
Queijo tipo mussarela	505	10 fatias finas
Iogurte	121	1/2 unidade média
Queijo branco	685	5 fatias pequenas

Fonte: Tabela *USDA National Nutrient Database for Standart Reference – Release 17.*

Quanto aos alimentos que são fonte de ferro, ele é encontrado sob duas formas: o ferro heme (encontrado em produtos de origem animal) e o não heme (encontrado em produtos de origem vegetal). Para mais informações, veja a Tabela 3.2. As melhores fontes de ferro são:

- de origem animal: fígado, carne bovina, vísceras, etc.; e
- de origem vegetal: castanhas, feijão, espinafre, couve, aspargos, vegetais verde-escuros, cogumelos, brócolis, clorofila, sementes, feijões, ervilha e lentilha.

TABELA 3.2 Alimentos fonte de ferro

Alimento (em 100g)	Ferro (mg)	Medida caseira
Fígado	6,17	1 bife grande
Carne grelhada	2,71	1 bife médio
Marisco cozido	6,72	9 unidades grandes
Feijão cozido	2,0	1 concha grande (50% caldo)
Espinafre cozido	3,57	4 colheres de sopa
Brócolis	0,54	3 ramos

Fonte: Tabela *USDA National Nutrient Database for Standart Reference — Release 17.*

Para melhorar a absorção de ferro durante a refeição, é recomendado o consumo de alimentos fonte de vitamina C, como suco de laranja, caju, acerola ou limão, além de evitar o consumo de laticínios e alimentos ricos em polifenóis, como os chás preto e mate, café e vinho tinto[1] na mesma refeição.

Sintomas mais comuns

Aspectos fisiológicos e hormonais podem contribuir para o aparecimento de alguns sintomas nesse período da gravidez, como veremos a seguir.

Gases

Acúmulo de ar no tubo digestivo, ventosidades, flatulências, podem provocar desconforto e até mesmo causar dor abdominal. Existem algumas medidas para prevenir ou diminuir este desconforto:

- coma devagar, prestando atenção na comida, evitando falar durante a mastigação e deglutição para não engolir ar;

---

[1] No Apêndice I, *Alimentação* versus *Recomendação Nutricional*, abordaremos mais a fundo as questões nutricionais.

- perceba a resposta do seu organismo em relação ao consumo de alimentos fermentáveis, como farinha de trigo, pães, leite e derivados, brócolis, leguminosas (feijões), repolho, couve-flor e cebola — evite os excessos;
- evite doces e alimentos gordurosos;
- evite alimentos com farinha de trigo, malte, centeio e cevada; e
- evite bebidas gaseificadas.

Plenitude gástrica

A dificuldade de digestão pode gerar a sensação de plenitude (sensação de estômago pesado e cheio). Isso pode levar a gestante a ingerir menos alimentos, trazendo prejuízos nutricionais ao feto e à mãe. Algumas medidas podem ser tomadas neste caso, como:

- fracionar a dieta e diminuir o volume de alimento ingerido em cada refeição, de acordo com a tolerância e apetite da gestante;
- modificar a consistência de algumas preparações — o alimento semipastoso, principalmente no jantar, é de mais fácil digestão;
- não se deitar após as refeições;
- utilizar preparações leves e de fácil digestão; e
- fazer a refeição em ambiente tranquilo, comendo devagar e mastigando bem os alimentos.

Alguns sintomas e queixas, como o aumento de apetite, azia, náuseas e indigestão, podem ser recorrentes durante todo o período gestacional, tudo em razão das constantes alterações hormonais e fisiológicas que ocorrem no organismo da mulher durante a gestação. Siga as orientações citadas no Capítulo 2, *Primeiro trimestre de gravidez*.

A seguir descrevo dicas simples que toda gestante deve seguir durante a gestação. Mas, como já disse, não existe regra geral, cada caso tem suas particularidades, e é importante que você relate ao seu médico e nutricionista o que vem sentindo.

Dicas gerais a partir do segundo trimestre

- não fique muito tempo no vaso sanitário, beba bastante líquido, coma frutas frescas e orgânicas, cereais integrais e verduras cruas para ajudar o funcionamento intestinal;
- durma de lado; o lado esquerdo é melhor para a oxigenação do bebê;
- evite ficar de barriga para cima ou para baixo, principalmente após o quarto mês;
- se possível, faça hidroginástica e natação frequentemente;
- faça drenagem linfática pelo menos 2 vezes por semana;
- fique com as pernas para cima sempre que puder, para auxiliar a circulação sanguínea;
- caso tenha problemas de coluna, procure um profissional fisioterapeuta e um acupunturista, para prevenir mais problemas;
- faça alongamento e ioga específico para gestantes;
- converse e cante para seu filho, ele escuta tudo, acredite – diga que já o ama muito!;
- evite dirigir, principalmente, quando entrar no 3º trimestre gestacional;
- tire muitas fotos de todas as mudanças pelas quais vem passando;
- prepare-se mental, psicológica e fisicamente para o parto. Informe-se sobre os procedimentos médicos durante o trabalho de parto, as alterações fisiológicas, comportamentais e procure profissionais competentes;
- conheça os prós do parto natural;
- conheça os contras da cesariana;
- treine sua respiração para o trabalho de parto;
- use meia que auxilie a circulação – vá a um profissional vascular para que ele indique o que será adequado para você;
- compre tudo de que o bebê vai precisar do 4º até o 6º mês, com calma, pois às vezes os móveis demoram muito para chegar – neste período, a gestante está mais disposta para fazer compras e andar;
- peça às pessoas próximas para organizar um chá de bebê para você;
- compre blusas e sutiãs apropriados para amamentação;
- organize sua casa para ter, se possível, pessoas para ajudá-la com as compras, alimentação, roupa, limpeza etc.;

- no final da gravidez, concentre-se no seu bebê;
- converse com seu marido, sua mãe, tia, sogra, avó, enfim com as pessoas próximas da família sobre a necessidade de eles a ajudarem quando o bebê nascer — você precisará de apoio emocional e físico para cuidar do bebê;
- aproveite para dormir quanto puder; descanse;
- aproveite para sair com o maridão — vá ao cinema e coma uma deliciosa pipoca, faça um jantar romântico, viaje, porque, provavelmente, quando o bebê nascer, vai demorar um tempo para vocês conseguirem sair juntos a sós novamente;
- prepare-se mental e fisicamente para amamentar — informe-se sobre a importância da amamentação (veja o Apêndice II, *Amamentação*); tome sol nos seios, veja vídeos que abordem o aleitamento, alimente-se bem e converse a respeito com seu médico e com seu nutricionista;
- use cremes à base de óleos vegetais para prevenir estrias;
- beba bastante água mineral e água de coco para hidratação;
- faça um acompanhamento com um profissional nutricionista; e
- tome sol sem protetor solar nos horários intermediários antes das 10 horas da manhã e depois das 16 horas da tarde — o corpo agradece.

Capítulo 4

Terceiro Trimestre de Gravidez

Podem aumentar os desconfortos, mas a recompensa está próxima!

A partir do início do terceiro trimestre, o bebê ganha peso mais rapidamente e chega a dobrar de tamanho quando comparado aos meses anteriores. Isso pode gerar muitos desconfortos na mulher, como azia, prisão de ventre, dores nas costas, dores nos joelhos e sensação de plenitude gástrica. Neste período, deve-se ter atenção especial com o fracionamento das refeições e com a qualidade da alimentação.

Sintomas mais comuns

Obstipação

Em algumas gestantes, a diminuição da atividade intestinal pode provocar obstipação (intestino preso, preguiçoso), desconforto e dor abdominal, além de intensificar a fermentação dos alimentos, o que, muitas vezes, provoca formação de gases. Portanto, para diminuir esses desconfortos:

- aumente o consumo de fibras (verduras e legumes crus, frutas *in natura*, cereais integrais, leguminosas, sementes e frutas secas);

- ingira maior quantidade de água mineral e água de coco para hidratar o organismo e facilitar o trânsito intestinal, auxiliando as fibras para que possam desempenhar sua função;
- evite alimentos refinados e industrializados;
- fracione as refeições, dando preferência à qualidade alimentar; e
- faça suas refeições em ambiente tranquilo, comendo devagar e mastigando bem os alimentos.

Hemorroidas

Durante a gravidez, e mesmo após o parto, pode ocorrer o aparecimento de hemorroidas, que têm como característica a dilatação de vasos provocada por pressão exercida sobre eles. A obstipação agrava esse problema, podendo causar sangramento e/ou fissura. O cuidado alimentar para prevenir ou amenizar as hemorroidas segue as mesmas diretrizes da obstipação.

Câimbras

Algumas grávidas têm câimbras principalmente na panturrilha. Não se sabe ao certo, mas pode haver relação com deficiência de potássio, cálcio e magnésio na alimentação. As câimbras podem ser evitadas, dentre outras medidas, com:

- o consumo frequente de verduras verde-escuras cruas, sementes, castanhas, legumes crus e frutas *in natura* que contenham potássio e magnésio, como, por exemplo: semente de abóbora, amêndoas, avelã, castanha do Brasil, tofu, caju, nozes, banana, semente de chia, pistache, melado, etc.

Edema

Inchaço geralmente localizado nas extremidades (tornozelos, pernas e pés) do corpo, por retenção hídrica induzida por ação hormonal, aumento da pressão arterial, sedentarismo e alto consumo de alimentos ricos em sódio (sal). Para prevenir o edema, a gestante deve:

- diminuir a ingestão de alimentos ricos em sódio (sal — para mais informações e dicas sobre como evitar o consumo de sódio, veja mais adiante o item *Pré-eclâmpsia*).

Falta de ar

Dificuldade de respiração e sensação de pulmão apertado e cheio. Isso se dá pela ação de alguns hormônios presentes na gestação. O ideal é que a gestante:

- mantenha-se calma, evite esforços físicos exagerados;
- evite conversar assuntos polêmicos durante as refeições;
- deite-se em decúbito lateral esquerdo (de lado sobre a face esquerda);
- faça sua refeição em ambiente tranquilo, comendo devagar e mastigando bem os alimentos; e
- evite alimentos pesados e de difícil mastigação, como frituras, alimentos gordurosos, carnes e frutos do mar.

Alguns sintomas e queixas, como o aumento de apetite, azia e indigestão, podem ser recorrentes durante todo o período gestacional, devido às constantes alterações hormonais e fisiológicas que ocorrem no organismo da gestante. Assim, continue seguindo as orientações citadas no Capítulo 2, *Primeiro trimestre de gravidez,* e no Capítulo 3 *Segundo trimestre de gravidez.*

Problemas na coluna e nervo ciático

O peso extra pode causar dores e problemas na coluna que dificultam a mobilidade e prejudicam o sono da gestante. Procure descansar, fazer alongamento e acupuntura e, se possível, faça acompanhamento com um profissional fisioterapeuta. No caso de problemas específicos no nervo ciático, além das sugestões anteriores, a gestante também pode conversar com seu médico sobre uma prescrição para suplementação intramuscular de vitamina B12, que tende a relaxar o nervo tensionado.

Insônia

Sem dúvida, a maioria das gestantes apresenta dificuldade para dormir. Há um aumento da sensação de calor à noite e muitas mulheres não conseguem encontrar uma posição confortável para relaxar durante poucas horas seguidas que sejam. Para amenizar estes desconfortos, coloque um travesseiro entre as pernas, outro apoiando a barriga e durma virada para o lado esquerdo. Também ajuda vestir uma roupa leve, confortável e procurar dormir cedo.

Dicas para se ter um sono tranquilo envolvem ainda

- não ingerir alimentos com cafeína (café, chá preto, chá mate, chocolate e chá verde) após o almoço;
- tomar um chá de melissa ou de erva-cidreira antes de se deitar;
- comer banana ou abacate durante a tarde;
- não assistir a programas de TV ou filmes estimulantes ou tensos, não ouvir música em som alto ou fazer programas muito agitados; e
- preparar-se para o sono, acalmando seu organismo e sua mente.

Incontinência urinária

Durante toda a gestação, a mulher tende a ir mais vezes ao banheiro para urinar, inclusive à noite, o que pode prejudicar o sono.

As idas ao banheiro tendem a ser mais frequentes no terceiro trimestre, quando o útero comprime a bexiga, diminuindo o seu espaço para armazenar urina. A mulher muitas vezes não consegue segurar o xixi e solta um pouco na calcinha, o que é chamado de incontinência. Isso tende a passar no pós-parto, quando o útero vai voltando ao tamanho normal. É importante que a gestante faça exercícios para a contração do períneo a fim de fortalecer este músculo, prevenindo uma incontinência urinária recorrente mesmo após o bebê nascer.

A ingestão de líquidos — principalmente água e água de coco — é muito importante durante toda a gestação e lactação, independentemente do número de vezes que a mulher vai ao banheiro, pois mantém a urina mais diluída e límpida, além de hidratar a gestante.

A frequência mictória deve diminuir no período pós-parto. Caso a mulher apresente alguma dificuldade para segurar o xixi, deixando escapar um pouco na calcinha, procure um profissional habilitado para realizar um trabalho de fortalecimento perineal a fim de a incontinência urinária não perdurar ou até como forma preventiva.

Pré-eclâmpsia

A hipertensão arterial (pressão elevada) específica da gravidez recebe o nome de pré-eclâmpsia. Trata-se de uma condição específica da gestação que pode envolver a falência de diversos órgãos e está associada à hipertensão (elevação da pressão arterial) e proteinúria (perda de proteína pela urina). Em geral, instala-se a partir da 20ª semana de gestação, especialmente no terceiro trimestre.

O aumento da pressão pode provocar efeitos deletérios sobre diversos sistemas, principalmente o vascular, o hepático, o renal e o cerebral.

Estas complicações podem explicar a alta incidência de mortalidade e morbidade fetal e materna em mulheres com pré-eclâmpsia, sendo essa uma das principais causas de morte materna no Brasil (37% das causas de morte obstétricas diretas).

Existem alguns fatores de risco que aumentam a probabilidade de uma gestante ter pré-eclâmpsia, como: hipertensão, diabetes mellitus preexistentes e obesidade.

A pré-eclâmpsia pode evoluir para a eclâmpsia, uma forma grave da doença, que põe em risco a vida da mãe e do feto, podendo levar a interrupção da gestação ou parto prematuro. Gestantes com pré-eclâmpsia leve devem fazer repouso, medir com frequência a pressão arterial e adotar uma alimentação com pouco sal. Para prevenir tais males, a mulher deve ir ao obstetra ou ginecologista antes de engravidar para uma avaliação clínica e para o início da suplementação com ácido fólico, e deve ir ao nutricionista para cuidar da alimentação a fim de evitar esses problemas;

Dicas para prevenir a pré-eclâmpsia

- compareça a todas as consultas previstas no pré-natal e siga rigorosamente as recomendações médicas durante a gestação;
- faça acompanhamento nutricional com um profissional nutricionista ou nutrólogo;
- faça exercícios físicos compatíveis com a fase da gestação e suas condições orgânicas no momento;
- não fume e suspenda a ingestão de álcool durante a gravidez;
- reduza a quantidade de sal adicionado nas refeições;
- evite alimentos rico em sódio (ver lista a seguir);
- faça uso de alimentos diuréticos: erva-doce, salsão, coentro, berinjela e endívias, alho, limão, noz-moscada, cebola, salsa, hortelã, abacaxi, melancia e maracujá, água, água de coco; e
- consuma alimentos fonte de magnésio, como cereais integrais, castanhas, chocolate amargo, vegetais verde-escuros e frutas.

Conheça os alimentos ricos em sódio

Muitas vezes, não nos damos conta de que nos alimentos que consumimos diariamente o teor de sódio é elevado. Por isso, é preciso que fiquemos atentos aos rótulos nutricionais dos alimentos. Evite o consumo de:

- pães fermentados ou roscas feitas com sal;
- pães de preparo rápido ou bolos feitos com fermento em pó, bicarbonato de sódio, sal ou com misturas comerciais;
- bolachas *cream cracker* ou água e sal, biscoitos em geral, salgadinhos, produtos industrializados;
- pipoca salgada, *pickles* e batatas chips;
- embutidos, defumados, enlatados e carnes processadas: linguiça, salsicha, paio, presunto cru, mortadela, presunto, copa, lombo, paio, salame, charque, carne-seca, carne de sol e outros;
- temperos e molhos prontos;

- peixes processados, defumados e salgados: sardinha, atum, aliche, salmão e bacalhau;
- queijos: parmesão, roquefort, camembert, provolone, cremosos, etc.;
- temperos industrializados: caldo de carne, maionese, molho tártaro, extrato ou molho de tomate, molho de soja (shoyo), molho inglês, molho para salada;
- patês: comerciais ou preparados com produtos ricos em sódio;
- salgadinhos industrializados: chips, amendoim, nozes salgadas;
- margarina e manteiga com sal;
- adoçantes dietéticos, refrigerantes, sucos industrializados, glutamato monossódico, chocolate e café; e
- sopas prontas, macarrões instantâneos e sucos de caixinha.

Maneiras de reduzir o sódio

Há várias maneiras de reduzir o sódio no nosso dia a dia. Para isso, bastam algumas mudanças de hábito:

- Na cozinha:
  1. reduza a quantidade de sal e temperos contendo sódio em suas preparações e receitas;
  2. modifique as receitas encontradas em revistas, livros, *sites* ou mesmo as de família, reduzindo ou mesmo eliminando a quantidade de sal sugerida;
  3. realce o sabor das receitas utilizando-se de ervas e especiarias, suco de limão, vinagre ou vinho;
  4. elimine o sal que você adiciona nas preparações quando cozinha macarrão e arroz; e
  5. use ingredientes frescos sempre que possível.
- À mesa:
  1. evite o sal à mesa; depois do alimento pronto, não adicione sal excedente algum;
  2. prove a comida antes de alcançar o saleiro — lembre-se, caso esteja realmente comprometida a diminuir o sódio, nem mes-

mo coloque o saleiro à mesa; com o tempo, você não sentirá falta do sal extra que sempre adicionou; e

3. tome cuidado com os condimentos comerciais, como mostarda, catchup, molho de saladas e outros molhos prontos.

- No restaurante:
  1. esteja familiarizado com os alimentos que são pobres em sódio e faça suas escolhas com esses itens;
  2. evite receitas à milanesa, churrascos, frituras ou carnes com molhos — alimentos do tipo *fast food* são frequentemente ricos em sódio — evite-os ou escolha uma porção pequena;
  3. solicite que todos os alimentos sejam preparados sem sal — caso você faça uma de suas refeições rica em sódio, balanceie o resto do dia com porções pobres em sódio.

Alternativas para a substituição do sal

As melhores alternativas para a substituição do sal são: azeite de oliva extravirgem, vinagre de maçã, vinagre, balsâmico, limão, alho, cebola, salsa, cebolinha, coentro, manjericão, orégano, cominho, alecrim, cúrcuma (açafrão), curry, tomilho, sementes de coentro e de mostarda.

Quando utilizar sal, prefira o sal marinho, que pelo menos tem sais minerais e nutrientes.

Diabetes Mellitus Gestacional (DMG)

Diabetes Mellitus Gestacional (DMG) é fisiopatologicamente similar ao Diabetes Mellitus tipo 2 — uma alteração das taxas de açúcar no sangue que aparece ou é diagnosticada, pela primeira vez, durante a gravidez. As mulheres que desenvolvem DMG normalmente já apresentam predisposição para desenvolver diabetes, estão com sobrepeso ou mesmo obesidade. As gestantes têm um apetite aumentado, e acabam ingerindo mais calorias, inclusive açúcares e carboidratos. Isso requer do pâncreas uma produção maior de insulina, o que pode levar a um acúmulo maior de gordura, e consequentemente a um ganho de peso extra, que pode desencadear DMG, tornando-se um círculo vicioso.

Os bebês de mães diabéticas em geral nascem com mais de 4 kg, podendo chegar até 5 kg. Isso acontece devido às altas taxas de glicose que são levadas ao bebê, propiciando o aumento de peso excessivo. As mães com DMG podem transmitir um nível muito alto de glicose para seu filho, obrigando-o a produzir insulina em excesso, fato que o protege da hiperglicemia durante sua gestação, mas facilita o acúmulo de gordura.

Após o trabalho de parto, com o corte do cordão umbilical, o bebê não mais receberá o alto nível de glicose da mãe, porém ainda terá um alto nível de insulina circulante, o que pode provocar hipoglicemia no bebê, elevando o risco de sua morte.

Apesar de o diabetes gestacional ser considerado uma situação de alto risco, os cuidados médicos, o acompanhamento nutricional e o comprometimento da gestante possibilitam que a gestação transcorra tranquilamente até o final.

Dicas para que o DMG seja evitado

- faça exames para checar a taxa de açúcar no sangue durante o pré-natal;
- prefira alimentos de baixo índice e baixa carga glicêmica;
- arroz integral, quinoa, milho, trigo sarraceno, fubá, arroz negro, arroz vermelho;
- tenha uma alimentação rica em fibras com muitas frutas cruas, legumes e verduras frescas;
- fracione a dieta em 6 refeições por dia com intervalos de 3 horas (principalmente antes de dormir, faça refeições pouco volumosas, com alimentos fonte de fibras e proteína para evitar hipoglicemia à noite); e
- em caso de hipoglicemia, consuma: 15 g de carboidrato (1/2 xícara de suco de laranja, 1 cacho de uva ou 1 maçã; ou 1 colher sopa de mel).

Alimentos saudáveis

A seguir listo alguns alimentos recomendados para promover saúde, prevenir males e garantir a qualidade gestacional tanto da futura mamãe quanto do bebê:

- chicória, cebola, yacon, maçã com casca, manga, alcachofra, leguminosas, cereais integrais, aveia, oleaginosas, sementes, soja fermentada (tofu, missô e tempeh);

- vegetais crucíferos (brócolis, couve, couve-flor e repolho);
- vegetais verde-escuros, alaranjados, amarelos e vermelhos;
- algas, berinjela, quinoa real e canela;
- flavonoides: uva, morango, frutas cítricas, ervas, tomate e feijões;
- azeite de oliva extravirgem e óleos essenciais (macadâmia, gergelim, girassol, chia e linhaça);
- de 3 a 4 ovos caipiras por semana, não podendo ser fritos;
- fazer rodízio de adoçantes naturais como mel, agave, melado, ou, dependendo do caso, os adoçantes steviosídeo (extraídos da folha de Stevia) e línea; e
- tome chá verde.

Alimentos que devem ser evitados

Não que haja uma proibição formal, caso sua gravidez venha correndo sem maiores problemas, mas, se você puder, evite:

- gordura saturada (pele de aves, carnes gordas, bovinas e suínas, creme de leite, bacon, manteiga, toucinho, leite integral);
- leites e derivados;
- açúcares (sacarose, rapadura, sorvete, gelatinas, frutas cristalizadas, geleias açucaradas, doces de corte);
- adoçantes à base de frutose, sorbitol ou manitol (contribuem para as complicações crônicas do diabetes);
- refrigerantes, sucos prontos e artificiais;
- pães e bolachas doces, biscoitos recheados, chocolates, doces em geral;
- produtos refinados e industrializados;
- frituras e margarina;
- bebidas alcoólicas;
- jejum prolongado ou excesso de alimentação;
- batata assada e cozida; e
- macarrão, pão e arroz branco.

Capítulo 5

O Nascimento

Chegou o momento tão esperado!

O nascimento do bebê é o momento mais aguardado pelos pais durante todo o período da gestação. É o final do ciclo gestacional, uma fase dominada por tantas mudanças físicas, hormonais, comportamentais e emocionais.

Os pais ficam imaginando como será aquele instante em que terão seu filho ou filhos nos braços pela primeira vez. É nesse momento que o casal, enfim, poderá pôr em prática tudo que vinha imaginando todos aqueles meses: sentir o cheiro do seu bebê, ver seu rostinho, ouvir seu choro e tentar decorar qualquer detalhe possível do seu corpinho. Por tudo isso, este é um momento muito especial e desejado, um momento único!

A recompensa por todas as mudanças sofridas pela mulher e compartilhadas com seu marido está prestes a vir ao mundo. E os dois — a mulher e o homem — precisam se preparar para tomar decisões importantes, depois da intensa jornada da gestação, para ter seu filho ou filhos nos braços da maneira mais saudável possível — e quanto mais bem informados e assistidos para a hora do parto melhor.

O parto

Texto de Dra. Andrea Silveira de Queiroz Campos

Formada em medicina pela Universidade de Mogi das Cruzes em 2001, Andrea procurou direcionar sua prática para a área de ginecologia e obstetrícia desde os anos de faculdade. Ganhou experiência em atendimento ao parto durante o estágio acadêmico no Hospital Escola de Vila Nova Cachoeirinha e a residência médica no Hospital Maternidade Leonor Mendes de Barros. Fez o terceiro ano opcional de residência média no hospital Pérola Byington, com ênfase em oncologia pélvica e mastologia. Durante cinco anos, atendeu como ginecologista e obstetra no Hospital Geral de Pedreira. Em 2004, iniciou o atendimento em consultório com ênfase em parto humanizado, mantendo desde então uma taxa de cesárea de 10%, dentro da recomendação da Organização Mundial da Saúde (OMS). Estuda medicina antroposófica desde 2008, tendo realizado o X Curso Básico de Medicina Antroposófica da Associação Brasileira de Medicina Antroposófica, o Curso de Saúde da Mulher sob a visão da Medicina Antroposófica da UNIFESP e atualmente cursando o Curso de Farmácia Antroposófica da Farmantropo. Atende atualmente na Casa Moara e na Clínica Anthropos.

Atualmente, em todo o mundo, as estatísticas mostram um crescimento exagerado do número de cesarianas. Isso tem ocorrido principalmente nos hospitais particulares brasileiros. A taxa de cesarianas já passou de 50% dos partos realizados no Brasil. A mulher está cada vez mais desencorajada a fazer as coisas de forma natural. Mesmo as gestantes dispostas a buscarem um parto normal acabam fazendo uma cesariana por motivos diversos.

A maioria dos motivos que vemos no Brasil de indicação de cesárea não é real (como cordão enrolado no pescoço, bacia estreita, bebe grande, falta de dilatação, etc.). Salvo casos raros, a maioria das cesáreas só se faz realmente necessária durante o trabalho de parto. Isso só acontece em 10% das mulheres e na maioria das vezes é porque o bebê não desce pelo canal de parto (o que chamamos de desproporção cefalo-pélvica) ou porque o bebê não está bem e precisa nascer imediatamente (estado fetal não tranquilizador, antigamente chamado de sofrimento fetal). Cabe ressaltar que a desproporção cefalo-pélvica só pode ser diagnosticada se a mulher passar por toda a dilatação, pois só nesse momento é que o bebê diminui o tamanho da cabeça para passar pelo canal de parto, por meio do acavalgamento dos ossinhos do crânio, que são soltos e maleáveis para que isso aconteça (por isso existe a moleira).

Outros casos raros em que a cesariana pode ser necessária são:

- Em caso de placenta prévia, quando a placenta cobre o colo do útero, impedindo a passagem do bebê. O diagnóstico só pode ser feito a partir da 35ª semana de gravidez (pois a placenta que no início está baixa pode subir no decorrer da gravidez), geralmente a cirurgia é agendada antes de a gestante entrar em trabalho de parto, para não haver risco de sangramento.
- Em alguns casos raros de doenças cardíacas. Mas vale ressaltar que a maioria das cardiopatias se beneficia com um parto normal.
- Se a mãe tem herpes genital, com uma lesão ativa no momento do parto. A gestante deve comunicar o médico o quanto antes caso tenha herpes genital, pois dá para prevenir o aparecimento de lesões com medicação a partir da 36ª semana de gravidez.
- Se o bebê estiver sentado ou atravessado em mulheres que não tiveram um parto normal anterior. Nesses casos, antes da cesárea, pode ser tentada uma manobra chamada versão cefálica externa, que ajuda o bebê a virar.
- Se a mãe tem Aids com uma carga viral alta ou desconhecida. Nesse caso, a cesariana deve ser agendada. Se a carga viral for indetectável, pode-se esperar por um parto normal.

Após o início do trabalho de parto a cesariana pode ser indicada quando:

- A placenta se descola prematuramente, antes do nascimento.
- O cordão penetra no canal de parto antes da cabeça do bebê (prolapso de cordão).

Algumas observações:
Durante a evolução do trabalho de parto, a mulher e o bebê são monitorizados de forma intermitente para assegurar o bem-estar do bebê e a evolução do trabalho de parto. Quando o parto para de evoluir, podem ser realizados procedimentos que ajudam na sua evolução, como o rompimento da bolsa das águas, o uso de ocitocina (hormô-

nio que ajuda a regularizar as contrações) ou o uso de analgesia. A cesárea só é realizada quando o uso desses artifícios não resolvem, ou se o bebê não estiver bem.

O fato de a mulher ter sido submetida a uma cesárea não contraindica o parto normal. A Organização Mundial de Saúde recomenda o parto normal após a realização de uma cesárea, pois o risco é menor do que uma outra cesárea. A presença de duas ou mais cesáreas também não contraindica o parto normal, mas nesse caso o parto tem de acontecer de maneira espontânea e sem uso de medicamentos (ocitocina)

Existem situações que requerem que o parto aconteça, sem a possibilidade de esperar a mulher entrar em trabalho de parto como no caso de gestantes com pressão alta, diabetes descompensada ou no caso de o bebê não estar se desenvolvendo adequadamente. Para essas situações, a solução pode ser a indução do parto com medicamentos, e monitoramento constante da mãe e do bebê. Em caso de necessidade, uma cesariana pode ser feita a qualquer momento. O mesmo se aplica para mulheres com mais de 41 semanas de gravidez.

Alguns mitos: alguns hospitais no Brasil chegam a ter uma taxa de cesárea de mais de 90%. Se a recomendação da OMS é de 10% a 15%, muitas dessas indicações acabam não sendo verdadeiras, como, por exemplo:

- cordão enrolado: 30% dos bebês nascem com o circular de cordão. Isso não influencia em nada o parto e o nascimento;
- bacia estreita/bebê grande: mesmo uma bacia estreita pode permitir a passagem de um bebê, pois na hora da descida a cabecinha se molda à bacia da mãe para passar. O mesmo acontece com bebês grandes;
- verrugas genitais ou mioma: isso só se tornará um problema se estiverem obstruindo a passagem do bebê.

Os benefícios do parto normal

São vários os benefícios do parto normal. Entre eles, destaco:

- rápida recuperação da mulher;

- O bebê é que dá o sinal que está pronto e desencadeia o trabalho de parto de forma natural, o que pode acontecer da 37ª a 42ª semana de gestação;
- favorecimento da lactação;
- mais energia e disponibilidade por parte da mãe para ficar com o bebê;
- a volta para casa é mais rápida, isso quando o bebê já não nasce em casa;
- a não alteração do desempenho sexual;
- a concordância com a natureza do corpo feminino;
- o favorecimento do contato da mãe com o bebê por ela estar mais lúcida;
- o contato do bebê com a microbiota da mãe, favorecendo a colonização de uma microbiota saudável para o nenê;
- o trabalho de parto e o parto vaginal preparam os pulmões do bebê para a respiração;
- as taxas de cesarianas associam-se a lesões graves e morte de mulheres;
- diminui risco de desconforto respiratório e UTI para bebês;
- menor risco de diabetes;
- menor risco de asma e bronquite;
- menor risco de obesidade.

Por que esperar o tempo certo do bebê para ele nascer?

A gestação é calculada baseada na idade gestacional. Este é o tempo, medido em semanas ou em dias completos, desde o início da última menstruação (ou data da última menstruação — DUM) da mulher grávida. O dia previsto para o parto é calculado baseado no momento em que a gestante completa 40 semanas, portanto, uma *gravidez a termo* tem, em média, 40 semanas (280 dias), embora sejam considerados normais os nascimentos que ocorram entre a 37ª e a 41ª semana e 6 dias — ou seja, menor que 42 semanas.

A *gravidez pré-termo* é quando o bebê nasce com menos de 37 semanas de idade gestacional (menos de 259 dias). Neste caso, o feto é considerado prematuro.

Já a gravidez *pós-termo* é quando o parto ocorre com mais de 42 semanas de gestação.

A janela de nascimento do bebê a termo é grande — são várias semanas esperando o momento em que o trabalho de parto terá início. É um tempo de ansiedade, apreensão e espera.

Fisiologicamente, o bebê está pronto para nascer quando, no último trimestre de gestação, seus pulmões amadurecem e estão prontos para funcionar com eficiência. Nesse momento, ocorrem alterações hormonais na gestante, o corpo é avisado que o bebê está pronto e o trabalho de parto se inicia. É conveniente e mais indicada a espera pelo início natural do trabalho de parto, pois, caso uma cesariana ou uma indução seja feita antes do tempo ou, caso um parto prematuro aconteça, o bebê nasce antes da hora, e corre um grande risco de nascer com problemas respiratórios e insuficiência pulmonar, precisando, em alguns casos, de intervenção mecânica e necessidade de UTI.

Esperar o tempo do bebê é um exercício de paciência, principalmente se a gestante está com dores nas costas, muito acima do peso, está ansiosa e tem edemas. Apesar desses desconfortos todos, pensar no bem-estar do bebê é algo que encoraja a futura mamãe a aguardar o tempo certo do organismo. Além disso, bebês que nascem de forma natural, saudáveis, no seu tempo, têm menos riscos de apresentar problemas nos primeiros meses de vida.

Caso já esteja passando do tempo, pois há casos de bebês que nascem de 42 semanas ou mais, a gestante pode tentar "acelerar" o processo de forma natural, fazendo caminhadas leves, comendo pimenta (sem exageros) e tendo relações sexuais com o parceiro. Não existem evidências científicas que provem que esses métodos acelerem o trabalho de parto, mas se você quiser testar, mal não irá fazer. Se houver necessidade, o parto pode ser induzido por meio de medicamentos.

Dicas que vão auxiliá-la e muito a se preparar para um parto normal

- Faça o pré-natal com um obstetra ou obstetriz que tenha condutas profissionais e filosofia de trabalho de acordo com o que você acredita. Tenha um canal aberto e honesto de comunicação com ele;
- Escolha um obstetra que tenha histórico em partos normais. Pesquise as estatísticas dos partos realizados por este profissional, qual é o percentual de partos normais que ele realiza dentro do total de partos que ele já fez;
- Faça todos os exames solicitados durante todo o pre-natal;
- Faça acompanhamento nutricional durante toda a gestação;
- Além do acompanhamento com o obstetra ou obstetriz, a gestante pode ser assistida por uma doula (*mulher que serve*) — ela dará suporte não médico (físico, emocional e informativo) à parturiente. A doula é a preparadora para o parto. Durante a gestação, ela faz um trabalho de aconselhamento e educação para o trabalho de parto e puerpério (pós-parto). Quando a mulher entra em trabalho de parto, a doula passa a acompanhá-la, dando sugestões, oferecendo massagens, mostrando ao companheiro como ele pode ser útil, dando suporte também a ele, assegurando ao casal que tudo está indo bem e assim por diante. Ela pode trabalhar em conjunto com a obstetriz ou obstetra;
- Faça um plano de parto e se prepare para cumpri-lo. O plano de parto é uma lista de itens relacionados a esse momento sobre os quais a gestante refletiu. Isso inclui escolher onde ela quer ter seu bebê, quem vai estar presente, quais são os procedimentos médicos que ela aceita e quais ela prefere evitar (veja no Capítulo 1, *Uma gestação muito aguardada,* o meu plano ideal de parto);
- Mantenha um bom condicionamento físico, praticando alongamento, hidroginástica, caminhadas leves e/ou natação;
- Cuide da coluna, não carregue peso extra — mantenha uma postura ereta;
- Pratique ioga direcionada para gestantes. Além da prática corporal com as posturas, do trabalho de respiração e relaxamento, é uma ótima abordagem terapêutica. É importante ter aulas práticas e

teóricas. Nas aulas práticas, a gestante trabalha posturas de acordo com sua idade gestacional para alongar, relaxar e se conectar com seu corpo, trabalha também posturas de acordo com a posição em que o bebê se encontra, facilitando seu encaixe para o parto. Nas aulas teóricas, as gestantes recebem informações essenciais e claras, para que possam decidir sobre a maneira como querem conduzir sua gestação e o parto. O ioga ajuda a tranquilizar a mulher e traz harmonia. Ela entra em contato com outras grávidas, o que também é muito importante no processo, pois elas trocam experiências e, principalmente, percebem que é tudo normal, apesar das grandes transformações que estão vivendo. É um tempo dedicado à gestante e ao bebê;

- Exercite os músculos do assoalho pélvico. Isso é importante para alongar e preparar o períneo para a dilatação gradual da cavidade vaginal, de modo a evitar o rasgo perineal ou episiotomia (corte na zona entre o ânus e a vagina) no momento da expulsão do bebê. Procure um fisioterapeuta que trabalhe com gestantes e relaxamento do períneo;
- Leia livros sobre os temas: gestação, lactação, trabalho de parto, nutrição e cuidados com o bebê. Informe-se, busque fontes confiáveis, sábias e honestas;
- Frequente cursos ou grupos direcionados para gestantes, lactantes e preparação para o parto;
- Procure dormir bem; e
- Faça o enxoval com antecedência, não deixando tudo para a última hora, pois isso poderá trazer muitos aborrecimentos se for deixado por último.

O que é um parto humanizado?

O parto humanizado respeita a fisiologia do parto e a mulher, direcionando toda atenção às suas necessidades, além de dar à mulher o controle da situação na hora do nascimento, mostrando as opções de escolha baseadas na ciência e nos direitos que ela tem.

A mulher tem liberdade de escolha. O médico precisa mostrar todas as opções para a hora do parto baseado no seu histórico do pré-natal e no desenvolvimento fetal e acompanhar e explicar detalhadamente cada processo, intervindo o menos possível na escolha da gestante.

A mulher deve ter a chance de escolher onde terá o bebê, em que posição, qual acompanhante quer ao seu lado na hora do trabalho de parto e no parto, liberdade de movimentação antes do parto, se quer ou não tomar anestesia, se vai usufruir o direito de amamentar na primeira meia hora de vida do bebê — são todas escolhas suas de acordo com sua predisposição e possibilidade.

Durante o trabalho de parto, a dor deve ser entendida como uma função fisiológica normal que pode ser aliviada com métodos não farmacológicos amplamente embasados (água quente, massagens, respiração, posturas de ioga, etc.). À medida que as sensações ficam mais intensas, mais perto está o nascimento — porém a mulher pode optar por tomar analgesia, no caso de o parto ser hospitalar.

A cesariana, ou o parto com intervenção médica, também pode ser humanizada. A cesariana existe para salvar a vida do bebê e/ou da mãe, e, apenas em casos específicos, ela é indicada. As intervenções médicas também só devem ser aplicadas quando necessárias ou quando de escolha da mulher se bem orientada quanto às consequências e implicações.

Em resumo, o parto humanizado pode ser desde um parto natural, onde nenhuma intervenção se fez necessária (o que aconteça na grande maioria dos casos), um parto com intervenções necessárias (ocitocina, ruptura da bolsa das águas, analgesia quando há necessidade) até uma cesariana (que é realmente necessária em apenas 10% dos casos).

O que é um parto ativo e quais são seus benefícios?

O *parto ativo* é o direito de a parturiente escolher a posição, qualquer que seja ela, que achar confortável durante o trabalho de parto e o parto propriamente dito. É dar à mulher o direito de ter um parto instintivo, natural e espontâneo. Sempre com acompanhamento e orientação médica de forma honesta e esclarecedora.

Há algum tempo, a posição deitada nos partos tem substituído as posições verticais, visando a oferecer aos médicos um maior controle da situação. A mulher fica estática, não tem o auxílio do peso da gravidade e a capacidade pélvica fica reduzida. Por todas essas questões, as posições verticais são mais seguras tanto para a mamãe quanto para o bebê, pois facilitam o trabalho de parto.

Nas posições verticais (ajoelhada, sentada, em pé, agachada ou acocorada), o peso da gravidade ajuda a expulsão do bebê, diminui a necessidade de analgésicos, há melhor circulação placentária, com melhor oferta de oxigênio para o bebê, menor compressão dos vasos pélvicos, as articulações ficam livres para se expandir e a episiotomia raramente é indicada.

As posições verticais podem ser usadas em um parto domiciliar ou hospitalar. O importante é a mulher ter o direito de ficar da maneira que se sentir mais confortável ou melhor, menos desconfortável.

Por que não fazer uso de medicações obstétricas ou analgesia?

Todas as medicações obstétricas usadas nas mães — seja para náuseas, para induzir o trabalho de parto ou para aliviar as dores do parto — cruzam a placenta e alteram o meio uterino, entrando na corrente sanguínea do bebê e chegando ao seu cérebro em minutos. Alguns analgésicos podem deprimir o sistema respiratório do bebê e seu reflexo de sucção, prejudicando o início do aleitamento, e aumentando a possibilidade de sofrimento fetal. Além disso, tomar analgesia pode provocar queda de pressão sanguínea na mãe e cefaleias, aumentando as chances de intervenção obstétrica ou a necessidade de estímulos artificiais — a mulher, assim, pode perder a capacidade de fazer força para expulsar o bebê espontaneamente, aumentando o risco da utilização de fórceps, vácuo ou precisar de uma cesariana.

A analgesia do trabalho de parto é um recurso seguro, mas como toda intervenção só deve ser usada a pedido da mulher, se a dor estiver além de seu limite individual. Nesses casos, a analgesia ajuda a mulher a relaxar e a ter o parto sem a dor. Ela é segura para o bebê, porém aumenta a incidência de necessidade de ajuda para o bebê nascer (como o vácuo e o forceps), pois, após tomar a analgesia, a mulher pode não conseguir fazer a força necessária para ajudar o bebê a nascer adequadamente.

Em alguns raros casos, as intervenções são realmente necessárias. Nestes, os benefícios do uso superam todos os riscos. Por isso, é muito importante fazer o pré-natal com um obstetra de confiança, que fará as intervenções que forem extremamente necessárias para o bem-estar da mãe e do bebê.

Quais as vantagens de um parto domiciliar?

Dentre as vantagens de um parto domiciliar — explicado, orientado e consentido pelo médico, além de desejado conscientemente pelos pais — estão:

- participação da família, inclusive de outros filhos, uma vez que, no parto hospitalar, é permitida somente a entrada de um acompanhante, muitas vezes tendo de pagar ou quando é de fato permitido;
- ambiente acolhedor, a mulher está na sua casa, e, ao contrário do hospital, no qual ela deve entrar nas rotinas hospitalares, é a equipe que deve "entrar nas rotinas" da casa;
- a presença do bebê com mãe após o parto é tão ou mais importante para o vínculo afetivo dos dois do que os exames realizados no bebê depois do parto e longe da mãe;
- mais do que após o parto, a presença do bebê com a genitora no quarto é fundamental para o conhecimento de ambos, criando maior vínculo afetivo e amamentação prolongada;
- o acompanhamento familiar deixa a parturiente mais tranquila, tornando o parto mais seguro, ao constatar que a equipe especializada dos hospitais não consegue oferecer o suporte emocional de que a parturiente tanto necessita nesse momento;
- a mulher pode escolher em qual local quer ficar, com quem quer ficar, o que vai comer, o que quer se propor a fazer, enfim não há regras rígidas, desde que com acompanhamento de profissional habilitado;
- como a mulher está em casa, no seu ambiente e sem intervenções, a sensação de segurança é maior;

- a mulher tem menor chance de se estressar, o que é bom, pois, não liberando adrenalina, provavelmente não haverá sofrimento fetal e os processos consecutivos serão tranquilos;
- é seguro para mãe e bebê, pois são realizados controles de batimentos cardíacos fetais durante todo o trabalho de parto — em caso de necessidade, aí, sim, a gestante é encaminhada naturalmente à maternidade;
- há o respeito a crenças, vontades e valores — em casa, a mulher pode escolher em qual posição quer ficar e onde terá o bebê, optar em fazer algum ritual após a saída da placenta ou com ela;
- a mulher pode escolher a trilha sonora para o trabalho de parto e organizar o ambiente para o parto da forma que achar melhor;
- o parto no domicílio é uma experiência que marca a vida da família de forma significativa, unindo todos em torno do novo membro;
- as mulheres que não têm contraindicações a um parto domiciliar e que preferem um parto domiciliar planejado, com assistência e meios para transferência imediata para um hospital, se necessário, não devem ser impedidas de fazê-lo (ENKIN, 2005, p. 135; e LEITE, 2005).

Riscos de um parto domiciliar

Texto da Dra. Melania Maria Ramos de Amorim, MD, PhD

Médica ginecologista e obstetra. Pós-doutorado em ginecologia e obstetrícia pela Unicamp e em saúde reprodutiva pela OMS; Bolsista de produtividade em pesquisa do CNPq; Pesquisadora Associada da Biblioteca Cochrane; Coordenadora do Núcleo de Parteira Urbana da Rede Pela Humanização do Nascimento (ReHuNa) no Brasil.

A Organização mundial de Saúde (OMS) reconhece como profissionais habilitados para prestar assistência ao parto domiciliar médicos, enfermeiras-obstetras e parteiras. Recomenda que as mulheres podem escolher ter seus partos em casa se elas têm gestações de baixo risco, recebem o nível apropriado de cuidado e formulam planos de contingência para transferência para uma unidade de saúde devidamente equipada se surgem problemas durante o parto.

Todos os grandes estudos observacionais publicados reforçam as vantagens do parto domiciliar em termos de desfechos maternos, resultando em menor taxa de intervenções como episiotomia, analgesia, uso de ocitocina, operação cesariana e parto instrumental (fórceps e vácuo-extrator), sem aumento do risco de complicações para mães e bebês e com elevado grau de satisfação das usuárias que passaram por essa experiência.

As taxas de mortalidade perinatal e neonatal em partos domiciliares são semelhantes àquelas observadas em partos hospitalares, ou seja, de baixo risco. No entanto, a decisão final deve se basear tanto nas evidências como nas características e expectativas das gestantes, bem como na experiência e qualificação dos prestadores e nas facilidades de acesso aos serviços de saúde.

O parto em casa, conquanto seja uma modalidade ainda pouco frequente no Brasil, representa uma realidade dentro do modelo obstétrico de diversos outros países, como a Holanda, onde 25% dos partos são assistidos em domicílio, dentro do Sistema de Saúde. Mas vários outros países europeus e até os EUA contam com estatísticas confiáveis pertinentes aos partos atendidos em casa, e é impossível falar em *Riscos ou Segurança* sem considerar os resultados dos diversos estudos já publicados sobre o tema.

Em um grande estudo de coorte holandês, van der Kooy (2011), com mais de 679.000 partos, evidenciou-se uma mortalidade perinatal de 0,15% em partos domiciliares planejados contra 0,18% em partos hospitalares planejados em parturientes de baixo risco. O fato é que, infelizmente, mesmo com a melhor assistência, 15-18 em cada 10.000 recém-nascidos morrerão, quer nasçam em casa quer no hospital, mesmo em países desenvolvidos como a Holanda, não havendo diferença significativa nessa mortalidade de acordo com o local de parto.

Vários estudos analisados concluíram que um parto domiciliar planejado não aumenta os riscos de mortalidade perinatal e morbidade perinatal grave entre mulheres de baixo risco, desde que o sistema de saúde facilite esta opção por meio da disponibilidade de parteiras treinadas e um bom sistema de referência e transporte. Parteiras treinadas são aquelas profissionais que cursam em nível superior o curso de Obstetrícia e são treinadas para atender partos de baixo risco e, ao mesmo tempo, desenvolvem habilidades específicas para identificar os casos de alto risco, providenciar suporte básico de vida em emergências, tratar potenciais complicações e referenciar ao hospital, quando necessário. Essas profissionais estão aptas para prestar o atendimento à mãe durante todo o parto, bem como para assistir o bebê imediatamente após o nascimento e nas primeiras 24 horas de vida. Embora não haja necessidade de equipamentos sofisticados ou de UTI à porta da casa da parturiente, o material básico de reanimação neonatal é providenciado pelas parteiras certificadas. Parteiras também podem atender em hospital, de forma independente ou associadas com médicos.

Em uma revisão sistemática publicada em 2012, envolvendo 22 grandes estudos observacionais que compararam os desfechos maternos e perinatais de partos extra-hospitalares (domiciliares ou em casas de parto) assistidos por obstetrizes (modelo não médico) com partos intra-hospitalares assistidos por médicos (19). A conclusão dessa revisão sistemática é que mulheres de baixo risco atendidas em casas de parto ou domicílio por obstetrizes certificadas passam por menor número de intervenções obstétricas e têm maior chance de ter partos normais do que mulheres de baixo risco que recebem o atendimento obstétrico padrão em hospitais. Nenhuma diferença na mortalidade perinatal foi encontrada. Reforça-se a importância do treinamento adequado das obstetrizes para a identificação e o pronto tratamento de eventuais complicações intraparto.

Na prática, devemos considerar que tanto gestantes como profissionais de saúde têm sempre o mesmo e primaz objetivo de garantir uma experiência de parto satisfatória, com mãe e bebê saudáveis. Por outro lado, é um direito reprodutivo básico para as mulheres poder escolher como e onde irão dar à luz. Essa escolha deve ser informada pelas melhores evidências correntemente disponíveis, e essas evidências sugerem, sem se considerar a metanálise equivocada de Wax et al., que o parto domiciliar é uma opção segura para as parturientes de baixo risco atendidas por profissionais qualificados. Como vantagens em relação ao parto hospitalar destacam-se a menor frequência de intervenções para a mãe e o conforto e a satisfação das usuárias, que vivenciam uma experiência única e transformadora em seu próprio lar. As taxas de mortalidade perinatal e neonatal são semelhantes àquelas observadas em partos hospitalares de baixo risco. No entanto, a decisão final deve se basear tanto nas evidências como nas características e expectativas das gestantes, bem como na experiência e qualificação dos prestadores e nas facilidades de acesso aos serviços de saúde.

Dicas importantes durante o trabalho de parto

Neste momento tão crucial para a futura mamãe e seu bebê, algumas dicas relevantes são:

- beba líquidos (água, água de coco, sucos naturais, chás, etc.);
- no início do trabalho de parto, procure descansar e dormir;
- descanse e respire fundo entre as contrações;
- ingira alimentos leves, que deem energia, mas não fique sem comer – o trabalho de parto requer muita energia da mulher; boas opções são açaí, chocolate amargo, frutas, vitaminas, sopas e cereais;
- conte com profissionais de sua confiança para orientá-la e acompanhá-la;
- conte com o apoio de familiares, caso assim desejar;
- mantenha-se em um ambiente calmo, tranquilo, agradável e seguro;
- fique focada o tempo todo em sua respiração, que deve ser profunda e intensa; mande energia e oxigênio para o seu ventre;
- relaxe o corpo, o períneo e a mente sempre que possível, tente lembrar que o relaxamento é muito importante, pois seu corpo está se abrindo para o bebê descer e passar;
- utilize-se de posições ativas e verticais (cócoras, em pé, ajoelhada, de quatro apoios...) para aliviar o desconforto e facilitar e descida do bebê;
- esteja sempre conectada com seu ventre;
- ouça os profissionais que a assistem e siga suas orientações;
- preste atenção ao seu organismo e aos sinais de seu corpo – siga os instintos e a lógica fisiológica do seu corpo; e
- quando quiser, pode caminhar, entrar embaixo do chuveiro, sentar na bola, entrar na banheira, dançar, dormir, enfim fazer aquilo que seu corpo pede.

Por que amamentar nos primeiros 30 minutos após o parto?

Em um parto natural, a presença do bebê ao lado da mãe é imediata. Isso facilita a amamentação de seu filho logo após o parto. Entre os benefícios desse momento tão único, estão:

- diminuição do risco de o bebê contrair doenças e infecções;
- diminuição do risco de mortalidade infantil no primeiro ano de vida;
- fornecimento de anticorpos e compostos imunológicos importantes para o bebê;
- estimulação da produção de hormônios que ajudam a mãe a produzir leite mais rapidamente;
- estimulação do reflexo de sucção do bebê;
- intensificação das contrações uterinas, diminuindo o sangramento e fazendo o útero voltar ao tamanho anterior após o parto;
- contribuição para o vínculo afetivo, sendo o primeiro contato íntimo da mãe e do bebê após o nascimento;
- facilitação do processo de aleitamento materno;
- manutenção do recém-nascido aquecido; e
- diminuição do estresse provocado pelo nascimento, facilitando a adaptação de seu filho ao novo ambiente que ele habitará.

Dicas de etiqueta para quem vai visitar uma mãe que acabou de dar à luz

Texto de Ana Cristina Duarte

Bióloga e Obstetriz pela USP, Educadora Perinatal, Coordenadora do GAMA – Grupo de Apoio à Maternidade Ativa, coautora do livro Parto Normal ou Cesárea? O que toda mulher deve saber (e homem também), Ed. UNESP.

- Pergunte antes: "Você prefere que eu te visite hoje (amanhã) ou daqui a duas semanas quando você estiver mais tranquila?".
- Se for muito íntima da família, antes de ir pergunte: vou passar no mercado, o que você quer? Posso te levar frutas, sorvete, suco, o que você quer?
- Se for visitar nos primeiros dias de vida do bebê, não fique por mais que 20 minutos, a não ser que você seja especialista em amamentação.

- Chegando à casa/quarto, lave suas mãos com água e sabão. Se for fumante, por favor, não carregue o bebê em hipótese alguma, mesmo que a mãe ofereça.
- Não peça para carregar o bebê, nos primeiros dias de vida o bebê precisa exclusivamente dos seus pais e o excesso de manipulação pode causar imenso estresse!
- Não leve os filhos e, se for levá-los, mantenha-os afastados do ambiente do bebê. Manter crianças quietas é tão complicado e irreal quanto evitar que bebês se estressem com o corre-corre no quarto.
- Se a mãe for amamentar, por favor, retire-se, a não ser que você seja uma expert em amamentação. Mesmo que a mãe diga "não tem problema", saia. Os primeiros dias são caóticos e quase nenhuma mãe tem coragem de dizer "eu ainda fico um pouco constrangida". E mesmo que seu marido seja um hippie bissexual totalmente liberado, tire-o da sala/quarto.
- Se for visitar em casa, não pergunte; leve alguns pares de pratos prontos congelados para facilitar a vida do casal. Pergunte o que eles acham de levar o(s) filho(s) mais velho(s) para dar uma volta, ir ao parque, comer fora de casa, etc.

Capítulo 6

Um Parto Domiciliar Planejado e Desejado

A preparação

Tive uma gestação abençoada, sem intercorrência alguma. Meu pré-natal foi todo com a Dra. Andrea S. Q. Campos, obstetra e ginecologista, e eu contava ainda com os serviços e apoio da doula Cristina Balzano e da parteira/obstetriz. Além disso, fiz acompanhamento com a Dra. Mirian, fisioterapeuta, que me ensinou a preparar o períneo (músculo da vagina) para o parto, com o objetivo de evitar a episiotomia, fissuras ou cortes.

Durante os nove meses, procurei me cuidar bem. Pratiquei ioga para gestantes, e fiz drenagem linfática e hidroginástica regularmente, sempre com a intenção de estar bem preparada para o grande momento do nascimento de Sophia.

Logo no início da gravidez, Wueislly e eu pensamos que o ideal mesmo seria que eu pudesse ter um parto natural (sem intervenções desnecessárias e anestesia) no hospital. Porém, no decorrer da gestação, nós dois vimos diversos filmes expondo os benefícios do parto domiciliar assistido, e, assim, nos convencemos de que esse seria o melhor para nós. A partir da 35ª semana, então, com tudo correndo bem, meu marido e eu já tínhamos certeza absoluta de que queríamos que nossa filha nascesse em casa.

Quando conversamos com a Dra. Andrea S. Q. Campos sobre a decisão de fazer um parto domiciliar assistido, ela nos relatou alguns problemas (como sofrimento fetal, necessidade de intervenções farmacológicas, e qualquer questão que coloque a mãe e o bebê em risco) que poderiam acarretar uma transferência para o hospital antes ou mesmo após o parto. Mas como estava tendo uma gravidez sem risco, não havia contraindicações para que meu parto fosse domiciliar nem indícios de que haveria necessidade de transferência para um hospital.

Meu esposo e eu, assim, decidimos levar adiante nossa decisão, agora mais confiantes e seguros. Resolvemos que não iríamos revelar isso a ninguém, a não ser para as profissionais que nos assistiam. Nós decidimos assim por achar que nossos parentes e amigos poderiam ficar apreensivos com essa decisão. Não queríamos ter de lidar com o medo, a tensão e as recomendações de nossos familiares e amigos, nem ter de dar muitas explicações sobre todo o processo do parto domiciliar. O importante é que nós dois estávamos tranquilos e confiantes. Além disso, achamos que quanto menos pessoas no ambiente do parto, melhor. É importante que esse seja um momento só nosso, num lugar silencioso, de paz, tranquilidade e relaxamento, para que eu, como gestante, pudesse me concentrar em meu corpo e agir de maneira plena no processo do parto.

Apenas pedi ao meu esposo que pudesse contar com a presença de minha mãe, pois, além de me sentir mais segura com ela por perto, ela poderia nos ajudar durante o trabalho de parto para dar auxílio às profissionais que estariam nos assistindo, permitindo, com isso, que ele ficasse ao meu lado o tempo todo.

As semanas estavam caminhando cada vez mais devagar — talvez por estarmos tão ansiosos pela chegada de Sophia, o tempo parecia não passar.

Quando estava na 37ª semana, a Dra. Andrea S. Q. Campos nos deu uma lista com todos os materiais e os objetos que precisaríamos providenciar para que o parto domiciliar assistido pudesse ser realizado sem sobressaltos. Wueislly, minha mãe e eu providenciamos tudo o que nos foi solicitado. Eu tinha vontade de realizar o parto dentro da água, por isso minha mãe comprou uma piscina inflável, e eu e meu esposo a testamos antes, planejamos o ambiente do parto e deixamos todos os materiais arrumados e separados. Durante as últimas semanas, a Dra. Andrea S. Q. Campos fez todas as avaliações e exames necessários, acompanhando-me rigorosamente para garantir que não houvesse nenhuma contraindicação ao parto domiciliar.

Sonho realizado!

A data prevista do parto era 2 de maio, dia em que completariam 40 semanas de gestação. Porém já estávamos aguardando nossa bebê desde a 38ª semana, mais precisamente dia 17 de abril — com tudo estrategicamente pronto.

Enfim, no dia 1º de maio de 2011, um domingo, acordei com algumas sensações diferentes. Minha barriga ficava bastante contraída e, ao mesmo tempo, sentia pequenas cólicas e dores nas costas. Isso estava ocorrendo em média a cada 30 minutos. Algumas pessoas caracterizam estas sensações como ondas — ou, melhor, marolas — que vêm e vão, outras como pequenas contrações — um indício de que o trabalho de parto pode estar muito perto. Apesar dos incômodos, continuei minhas atividades para aquele dia normalmente, fazendo tudo, claro, com mais calma e cuidado. Fui ver minha irmã dançar na igreja, almocei com moderação e assisti ao jogo do Corinthians.

Às 18 horas, as sensações começaram a se intensificar, e as ondas passaram a ocorrer em um período menor de tempo — de 15 em 15 minutos, com uma duração maior. Liguei para a doula Cristina Balzano e para a Dra. Andrea S. Q. Campos para informar sobre o que estava sentindo. Elas disseram que se eu começasse a sentir estas ondas a cada 4 minutos era, então, para ligar novamente. Isso ocorreu a partir das 23 horas — já estava tendo em média 16 ondas por hora e cada vez mais intensas.

Liguei para a doula e ela veio para casa; logo em seguida chegou a Dra. Andrea S. Q. Campos, minha mãe e a parteira/obstetriz. Estava com 1 cm de dilatação, e as contrações estavam bastante intensas, vindo a cada 3 minutos e durando em média 1 minuto e meio. Com tudo sob controle, apenas a doula e minha mãe ficaram em casa para me auxiliar; a obstetra e a obstetriz foram realizar outro parto que iria ocorrer primeiro que o meu.

Wueislly ficou ao meu lado o tempo todo, e passamos a noite contando as contrações e focando em minha respiração. Não consegui dormir, nem descansar, pois as ondas eram bastante fortes. De manhã, continuava apenas com 1 cm de dilatação — havia tido alguns episódios de diarreia e o trabalho de parto parecia não estar progredindo. Sentia contrações fortes durante cada onda; nesses momentos, procurava relaxar o períneo e respirar, para mandar oxigênio para a região do baixo ventre na tentativa de auxiliar a dilatação e deixar fluir a contração.

A doula me sugeriu que ficasse um pouco sentada em cima da bola própria para ginástica embaixo do chuveiro quente, pois isso me ajudaria a relaxar. Realmente foi menos desconfortável, mas as ondas ainda estavam fortes, com curto intervalo de tempo entre elas e eram mais duradouras. Meu marido me deu um pouco de sopa de legumes que minha mãe fez, no chuveiro mesmo, mas não sentia nem fome nem sede. Só queria me concentrar nas sensações que vinham com frequência para ver se a dilatação progredia.

Fiquei em várias posições durante o trabalho de parto: deitada de lado no sofá, deitada de lado no chão, em quatro apoios, apoiada no pufe, em pé apoiada em meu marido, sentada na bola embaixo do chuveiro e apoiada na pia do banheiro. Procurei variar as posições para não ficar muito cansada em uma posição só, mas qualquer movimento fazia com que as ondas ficassem mais intensas e com um intervalo de tempo menor entre elas.

Às 12h30, já estava com 3 cm de dilatação. Continuei variando as posições, e, às 14h30 eu estava com quase 6 cm de dilatação. A obstetra me fez uma massagem no colo do útero para auxiliar ainda mais na dilatação. Estava no início da fase ativa, o que indicava quase 16 horas de fase latente com contrações intensas. Minha bolsa não havia estourado; deixamos o meu corpo seguir o seu ritmo, nada de estourar a bolsa mecanicamente.

A fase ativa foi praticamente toda na banheira com água quente, por volta de 37º C. Às 15 horas, entrei na banheira com 6 cm de dilatação, até chegar aos 10 cm, as dores foram intensas, praticamente sem descanso.

Procurava relaxar, mas realmente era difícil. Estava chegando ao meu limite físico. Meu corpo estava bastante cansado, e o que me dava força mesmo era ouvir o meu marido me motivar, me incentivar, dizer que estava perto, que eu estava sendo forte, que a neném ia chegar dali a pouco. Outra coisa que me ajudou bastante foi a respiração — procurei ficar focada no meu corpo, nas sensações, na bebê, enviar oxigênio para ela e para meu ventre. Queria agilizar o processo... fiquei de cócoras, deitada de lado, apoiada em meu marido, em quatro apoios, tentei me conectar com meu corpo o tempo todo. Fiz respirações longas e curtas, não prestava atenção a minha volta... Parecia mesmo estar em outro mundo, pois era tudo muito intenso. Sentia a Sophia descendo; ela estava se encaixando cada vez mais para baixo, e minha bacia estava se expandindo — podia perceber tudo conectado com meu corpo.

Às 17 horas, comecei a sentir vontade de evacuar e fazer força, estava com 10 cm de dilatação. Tinha chegado, enfim, a hora da fase expulsiva — a fase ativa havia durado umas 2h30. Nesse momento, a Dra. Sandra Regina, pediatra, e a obstetriz/parteira, além de minha irmã Isadora, que ia tirar as fotos, já tinham chegado. Estávamos todos aguardando a chegada de Sophia.

Comecei a fase expulsiva de cócoras apoiada no Wueislly. Eu fazia força junto com a contração e sentia que a minha bebê estava descendo cada vez mais. Neste momento ela já estava bem encaixada, pronta para o momento tão especial do nosso primeiro encontro. O meu períneo começou a arder um pouco, pois dava para sentir a sua abertura a cada força que eu fazia. Minhas pernas começaram a ficar cansadas, e a obstetra me sugeriu que ficasse de lado na banheira e puxasse uma das pernas no momento da força; meu marido é quem me dava suporte. A cada contração, eu inspirava o ar, prendia a respiração e fazia força, emitindo um som com a garganta, segurando o ar. Dessa forma, conseguia fazer bastante força e podia sentir a bebê descendo rapidamente, abrindo caminho pelo meu corpo.

Entre as contrações tentava descansar, não que eu tivesse muito tempo entre elas, não — eram apenas alguns *segundos*, mas reconfortantes. Em um determinado momento, já conseguia sentir a cabeça da Sophia que ainda estava dentro da bolsa amniótica. A cada força que eu fazia, a cabeça aparecia mais e mais... até que saiu toda para fora. Já podíamos ver a cabeça da Sophia se mexer dentro da bolsa embaixo da água. Meu marido foi para perto da médica para ampararem juntos a saída da nossa linda bebê, e minha mãe nesse momento veio me sustentar. Sophia ia nascer ali, bem protegida, dentro da bolsa que não se rompeu. Na contração seguinte, me enchi de força e energia, pois sabia que seria o momento dela vir ao mundo, para os nossos braços afinal.

E foi o que ocorreu. Às 18h01, Wueislly pegou Sophia pela primeira vez nos braços de dentro da água; a Dra. Andrea tirou-a da bolsa e ela veio para os meus braços.

Que momento incrível, sem explicações, MUITO ESPECIAL! Estava um pôr-do-sol lindo quando a nossa pequena Sophia nasceu... Podíamos ver da nossa janela o sol se pondo. Que presente! Que momento maravilhoso nós pudemos vivenciar ali, em nossa casa, em família e com profissionais maravilhosos.

Sophia

Minha filha veio ao mundo chorando muito pouco, e foi um choro suave, logo a enchemos de carinho e amor, o choro cessou.

Apertei Sophia com cuidado contra o meu peito, e pude sentir seu coração bater, sua respiração rápida e o calor do seu corpinho. Que cheirinho delicioso, que pele macia de um tom cor-de-rosa sem igual, que dobrinhas gostosas, perfeitinha, enviada por Deus para o seio da nossa família.

Fiquei dentro da banheira com ela ainda por mais uns 15 minutos — todo o meu corpo estava tremendo sem parar devido à descarga de adrenalina que ocorre no pós-parto. Eu e meu marido ficamos olhando para ela, extasiados, decorando cada detalhe do seu rostinho e corpinho delicado. Ela abriu os olhos, estava esperta e atenta. O calor do meu corpo a estava aquecendo — foi um momento muito especial. Minha irmã, Isadora, registrava tudo com lágrimas nos olhos; minha mãe, Ruth, sorria também com lágrimas nos olhos, todos estávamos de fato emocionados demais, uma emoção indescritível, plena e única.

Uns 30 minutos após o nascimento da Sophia, saí da banheira e deitei no sofá para que a placenta pudesse sair naturalmente. Uns 40 minutos após o parto, meu organismo todo sofreu uma contração e expeliu a placenta naturalmente. Fiquei espantada em ver como é grande, vermelha e pesada, rica em vasos irrigados de sangue. Logo em seguida, o cordão parou de pulsar e meu esposo pôde, afinal, cortá-lo.

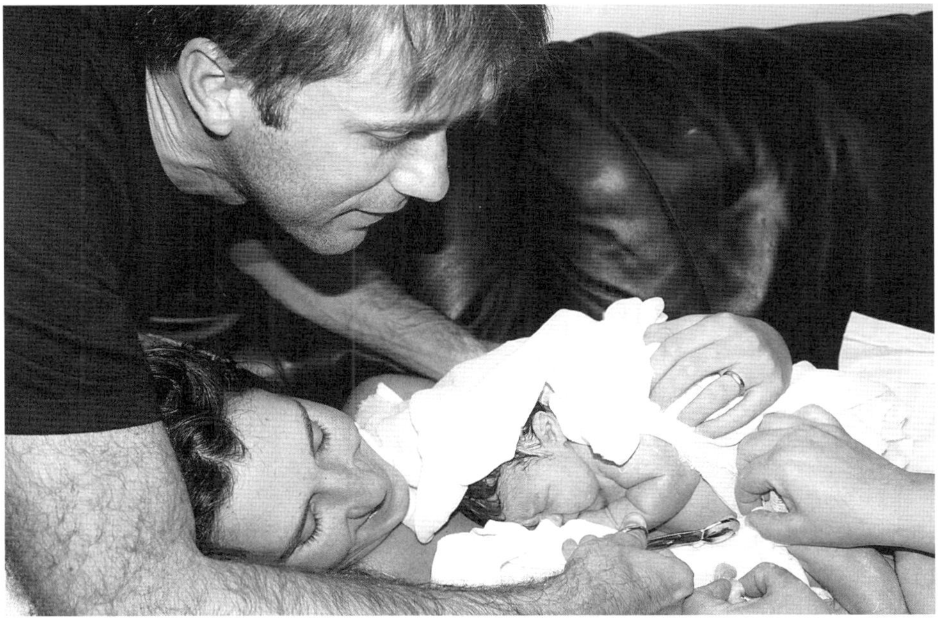

Cortando o cordão umbilical.

Tomei uma injeção para evitar a perda de sangue excessiva. Enquanto isso, Sophia foi pesada (3,315 kg), e logo veio para o meu seio para mamar. Primeiro ela ficou com o meu bico do seio na boca, como se fosse uma chupeta, depois pegou de verdade, com vontade mesmo, e começou a mamar. Já estava saindo o colostro e foi maravilhoso este contato que pude ter com ela, sabendo que estava contribuindo e muito para a formação do seu sistema imunológico e o fortalecimento do seu organismo como um todo.

A família em peso foi, então, avisada de seu nascimento, e logo vieram conhecer a princesinha Sophia. Meu pai, Milton, foi o primeiro a chegar. Ele parecia não entender muito bem o que havia ocorrido, mas, quando ficou sabendo que nosso desejo de ter a Sophia em casa foi realizado, e com sucesso, ficou extremamente orgulhoso e feliz. Depois chegaram os vovós paternos, Cacilda e Roberto, a bisavó Rute, a tia-avó Deyse, os tios Evelyn, Dani e Robert e os primos, Frederico, Tiago e Lavinia.

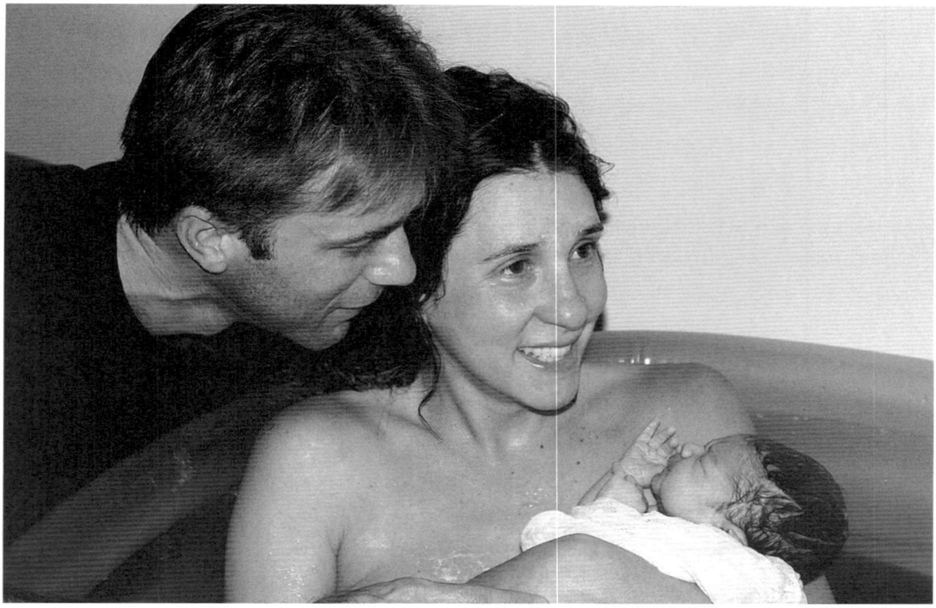

Sophia no momento do nascimento.

As primeiras visitas foram breves, pois Sophia, Wueislly e eu precisávamos muito descansar. Nossos últimos dias haviam sido muito intensos. Sophia mamou mais um pouco antes de dormir e nós nos deitamos com ela em nossa cama, e ela ficou entre nós, toda protegida e acolhida em nosso lar. Conseguimos dormir com ela entre nós e tivemos o maior cuidado para não esbarrarmos nela e machucá-la.

Sophia mamou durante a noite pelo menos mais duas vezes, e, dessa forma, iniciamos nossa vida como papai e mamãe! Que alegria! Quantos desafios!

Capítulo 7

Pós-parto

Depressão pós-parto (DPP) x tristeza materna

O pós-parto é um período delicado na vida da mulher; ela está frágil, vulnerável, ansiosa e, às vezes, confusa e insegura. São muitas as novidades, mudanças e responsabilidades.

Neste novo cenário, a tristeza materna ou a depressão pós-parto pode se manifestar indistintamente nas mulheres, com intensidades diferentes e sem causa aparente. A intensidade dos sintomas é que, em geral, define os diferentes quadros de tristeza ou depressão do período pós-parto.

A tristeza materna é algo muitas vezes incontrolável, que muitas mulheres sentem principalmente por estar vivendo a maternidade pela primeira vez — ser mãe é muito intenso, exige tanta responsabilidade e traz ainda inúmeras mudanças para a vida.

A mulher pode ficar mais sensível, chorona, sentir medo e insegurança naturais devido a esse momento específico que está vivenciando. Normalmente, isso dura algumas semanas ou mesmo meses, e, com apoio da família, principalmente do companheiro, tende a ser superada de modo natural.

As reações emocionais não psicóticas ocorridas no período de pós-parto podem se resolver espontaneamente, mas, para isso, o ideal é que a mulher verbalize seus sentimentos e possa obter apoio.

Já a depressão pós-parto é algo mais profundo e grave. A mulher pode ficar incapacitada de cuidar de si e do bebê. Uma vez instaurada, ela pode tornar-se um fator que dificulta o estabelecimento de um vínculo afetivo seguro entre mãe e filho. Pode, ainda, romper o vínculo materno-filial e afetar negativamente o crescimento do bebê recém-nascido. Os sintomas incluem crises de choro, fadiga, humor deprimido, irritabilidade, ansiedade, confusão e lapsos curtos de memória. Há a necessidade de tratamento e intervenção de profissional habilitado.

Apesar das controvérsias, vários fatores podem ser mencionados como possíveis causas da depressão pós-parto ou tristeza materna. Entre eles estão:

- fatores biológicos;
- variação nos níveis de hormônios sexuais (estrogênio e progesterona) circulantes e de uma alteração no metabolismo das catecolaminas, o que causa alteração no humor, podendo contribuir para a instalação de um quadro depressivo;
- fatores psicológicos;
- sentimentos conflituosos da mulher em relação às suas novas responsabilidades, em relação a si mesma e ao bebê, ao companheiro e os filhos; e
- fatores geradores de sobrecarga relacionados às condições do parto e à situação social, financeira e familiar da mulher também podem desencadear esses distúrbios.

Estima-se que cerca de 60% das novas mães passam por uma forte melancolia — tristeza após o parto conhecida internacionalmente como *Postpartum blues*. No Brasil, cerca de 40% desenvolvem esta tristeza, sendo que 10% apresentam a sua forma mais severa: a depressão.

É comum que pais também tenham sintomas de depressão em 25,5% dos casos. Entre 50% a 80% de todas as mulheres apresentarão reações emocionais.

Um abalo passageiro

Nas primeiras semanas após ter a Sophia, eu fiquei extremamente sensível. Com frequência olhava para minha filha e... chorava! Via aquele ser humano tão pequeno, lindo, frágil, dependente de mim para tudo, cheio de necessidades e desejos ainda a serem descobertos e me sentia emotiva. Sophia transmitia uma pureza, sinceridade e uma paz indescritíveis pelo seu olhar, que me comovia e me fazia chorar de emoção.

Não acredito que o que eu tenha vivido tenha sido uma tristeza materna pós-parto. O que senti fazia parte de todo o processo da maternidade — estava, afinal, começando a aprender e a entender o que é ser mãe, a sentir o amor de mãe para filho.

O apoio do meu esposo, da minha família e de profissionais competentes — além de nossas condições sociais e psicológicas —, possibilitaram-me encarar a maternidade da melhor forma possível.

Apesar de todo o conhecimento que tinha, de todas as informações que recebi, de todos os livros que li, não imaginava que a maternidade fosse algo que demandasse tanta entrega, compromisso, responsabilidade e disponibilidade. A mulher precisa de muita estrutura emocional, física e psicológica para se tornar mãe.

Para prevenir uma depressão pós-parto, ou mesmo uma depressão materna, a mulher precisa ser ouvida, percebida e cuidada. A mulher se doa muito durante os primeiros meses do bebê, por isso, precisa receber amor, carinho, cuidado e atenção também.

Durante a gestação, a mulher é o centro das atenções. Aí, de repente, após o nascimento do bebê, ela deixa de ser vista como mulher e passa a ser vista como mãe, e, muitas vezes, nem é percebida ou sequer ouvida. Por isso, o papel do companheiro e da família é tão importante neste processo.

Outro ponto importante é que, nos primeiros meses de vida do bebê, a mulher geralmente abre mão de quase todas as outras coisas para cuidar, alimentar e criar o filho em tempo integral. Ela muitas vezes perde a sua identidade e isso, então, pode desencadear uma crise interna, culminando em um quadro depressivo.

Ter um tempo para si, em que suas necessidades pessoais são percebidas, é essencial para que a mãe possa se sentir mulher, se sentir cuidada e preenchida. Realizar coisas das quais goste, que lhe dê prazer, cuidar de si... são atitudes muito importantes neste processo. Isso dará à mulher mais vigor e energia para estar com seu filho de maneira plena, equilibrada e feliz.

A mulher precisa ser ouvida e atendida desde que isso não coloque em risco a integridade física e os cuidados com o bebê, claro. Ter uma estrutura segura que possibilite isso é algo que toda mulher deve buscar e conquistar dentro de sua realidade familiar, social e econômica. Participar de grupos de apoio e reuniões com outras mães ajuda muito em todo este processo.

Além desses aspectos, cuidar da alimentação também pode amenizar sintomas ou auxiliar na prevenção da tristeza materna ou depressão pós parto.

Dicas alimentares para prevenir ou amenizar um quadro de tristeza e/ou depressão

Conheça a seguir os principais alimentos que podem ajudar a melhorar e manter seu bom humor, além de prevenir e amenizar a tristeza e a depressão pós-parto.

Abacate, óleo e semente de linhaça e chia

Ricos em ácidos graxos insaturados e essenciais como W3 e W9, o abacate, o óleo e a semente de linhaça têm propriedades anti-inflamatórias e antioxidantes, facilitando todos os processos do organismo.

Alface

Tem poderoso efeito calmante em razão da lactucina, substância presente em maior quantidade nos talos e no miolo, que devem fazer parte das saladas, juntamente com as folhas.

Aveia

Cereal que contém altas doses de triptofano. Além deste aminoácido, que auxilia o organismo a liberar a serotonina, a aveia também tem bons níveis de selênio, que colaboram para a produção de energia, e fibras que auxiliam a eliminação de colesterol.

Banana madura

Estimula a produção de serotonina e de vitamina B6, que garante mais energia e bom humor.

Brócolis

Rico em ácido fólico, que é importante para a liberação da serotonina. Renova as células e previne defeitos no sistema nervoso dos fetos, portanto, é essencial também para as gestantes.

Carboidratos integrais

Favorecem a passagem do triptofano pela barreira hematoencefálica para convertê-lo em serotonina (neurotransmissor responsável pela sensação de bem-estar). Podem ser encontrados no mel, rapadura, frutas, cereais e grãos integrais e tubérculos (mandioca, mandioquinha, batata-doce, cará, inhame, etc.).

Chocolate amargo

Além do açúcar, o chocolate amargo contém tirosina — substância que estimula a produção de serotonina — e minerais importantes como cobre, manganês e magnésio (nutriente que fica em falta no período pré-menstrual). Além disso, dispara a produção de endorfina e dopamina, neurotransmissores responsáveis pelo relaxamento.

Espinafre e folhas verde-escuras

Alimentos que têm efeito antidepressivo por serem ricos em magnésio — que atua na produção de energia, potássio e vitaminas A e C. Esses alimentos são fontes ainda de complexo B, que ajuda a manter o sistema nervoso tranquilo, e ferro, cálcio e ácido fólico, que nutrem e equilibram o organismo.

Gengibre

É desintoxicante e anti-inflamatório, ajuda o organismo a metabolizar e excretar toxinas. O gengibre, a noz moscada e a canela possuem um leve efeito termogênico, que facilita a perda de peso.

Laranja, maracujá e jabuticaba

Previnem o cansaço e combatem o estresse. Também colaboram para as defesas do organismo. A jabuticaba ainda tem a vantagem de conter alta quantidade de vitaminas do complexo B, que auxilia na energia vital do organismo.

Oleaginosas

São as nozes, castanha-do-brasil, amêndoas, avelã, macadâmia, castanha-de-caju e pistache. Elas auxiliam na diminuição do estresse por conter selênio, um importante antioxidante, além de serem ricas em proteínas, gorduras insaturadas e outros minerais como zinco e fósforo.

Ovos caipiras

Contêm substâncias, como a tiamina e niacina (vitaminas do complexo B), que garantem o bom humor, além de fazerem bem para a memória. A zeaxantina previne a degeneração macular.

Peixes e frutos do mar

Grandes fontes de minerais importantes para a atividade cerebral, como o selênio. Ajudam a combater o cansaço e a ansiedade. Os frutos do mar, em especial a ostra, são ricos em zinco, um mineral essencial para o bom humor.

Pimenta

A sensação de ardência é provocada pela capsaicina – substância presente na pimenta – e faz com que o cérebro produza mais endorfina, neurotransmissor responsável pela sensação de euforia. A pimenta-de-cheiro, a vermelha e a malagueta são as melhores para a manutenção do humor.

Sementes de abóbora e girassol

Ricas em triptofano, além de auxiliarem na manutenção do bom humor, também ajudam a melhorar a qualidade do sono. Podem ser consumidas entre as refeições, como lanche ou em saladas e pratos principais.

Evitar

Alguns alimentos devem ser evitados para prevenir e/ou amenizar um quadro de depressão:

- açúcar refinado, presente nos doces, biscoitos, bolachas e guloseimas em geral, pois seu consumo exagerado leva a quadros de pico de glicemia, que descompensa os níveis de glicose sanguínea, levando a um quadro de hipoglicemia reativa, ou seja, um estado de queda de glicose sanguínea associada à falta de disposição física e mental, nervosismo e depressão, além de roubar nutrientes importantes para o metabolismo energético, como as vitaminas do complexo B, que têm ação antiestresse;
- excesso de cafeína, pois pode causar a depleção de vitaminas do complexo B e diminui a absorção de ferro, zinco e magnésio; e
- tabagismo e álcool, que também diminuem a absorção de nutrientes essenciais e aumentam a excreção de algumas vitaminas e minerais.

Capítulo 8

Os Seis Primeiros Meses de Vida do Bebê

De zero aos três meses

Conhecendo seu bebê

Nos primeiros três meses de vida, o bebê está no quarto trimestre gestacional; é como se ele ainda estivesse sendo gerado fora do ventre materno. É um período de adaptação do bebê com o meio externo. Ele está aprendendo a se alimentar, a fazer suas necessidades (cocô e xixi), a arrotar, a eliminar os gases, a respirar e a conviver com as pessoas e as variações entre frio e calor, noite e dia.

Os cuidados com o neném vão exigir muita atenção, paciência, amor e ensinamentos por parte dos pais; afinal, ele é totalmente dependente, e a sua principal linguagem para lidar com as diferentes sensações é o choro.

Assim, é importante que os pais tenham contato constante com seu bebê, para que possam aprender a conhecê-lo, para, com isso, perceber e daí suprir suas necessidades, para uma convivência sem tantos sobressaltos e receios.

Estabelecer uma rotina de cuidados com o bebê ajuda muito neste processo de aprendizagem; nos primeiros meses, é vital planejar os dias de forma consistente, sem muitas mudanças — isso trará tranquilidade para a mãe e, consequentemente, deixará seu neném mais tranquilo também.

O bebê precisa ser ensinado, condicionado e guiado, na medida do possível, pela dinâmica estabelecida pelos pais. Não falo aqui de horários rígidos, mas de uma sequência de atividades ("rituais") que vão se tornar familiares ao bebê ao longo dos dias, semanas e meses. Por exemplo, o bebê acorda, mama, tem a troca de fraldas, "brinca" um pouco e dorme... assim segue o ciclo do dia todo. Após o banho tem a mamada e o bebê já dorme, sem atividades nem brincadeira. Procure nestes primeiros meses fazer o bebê mamar a cada 2 a 3 horas, tirando sonecas durante o dia intercaladas com as mamadas e suas atividades — por menores que sejam.

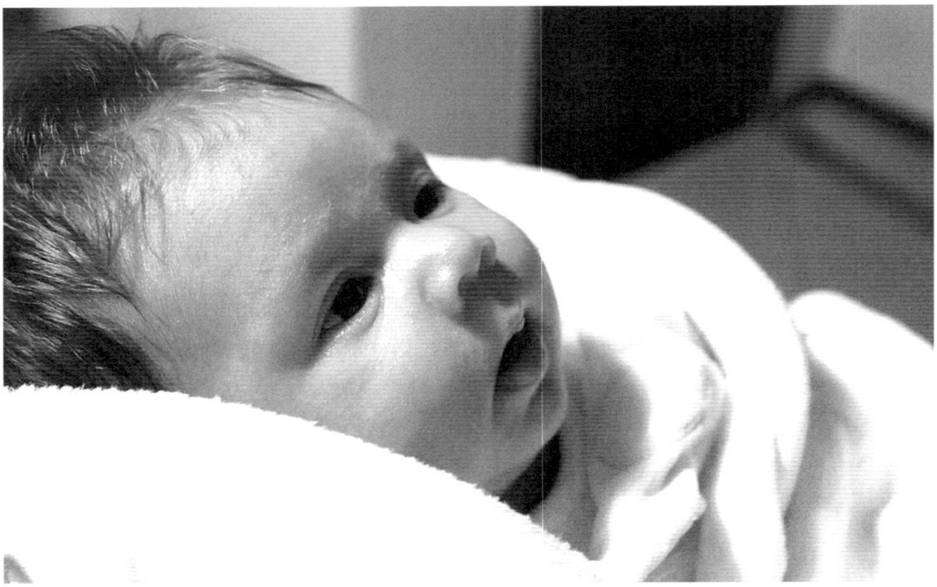

Sophia, 1 mês e 7 dias.

Comunique-se com o bebê, olhe em seus olhinhos, tenha um diálogo. Em pouco tempo ele estará respondendo com murmúrios, gestos, risadas e balbucios que encherão de alegria todos a sua volta. Isso também ajuda a desenvolver um elo entre os pais e os bebês, gera confiança. Sempre explique ao bebê o que irá fazer, o que vem a seguir, para que ele entenda as situações e fique mais seguro e confortável.

Aprendendo com Sophia

No primeiro mês, durante o dia, Sophia ficava bem quietinha quando estava entre nós, no carrinho, na cadeirinha ou em nosso colo, passeando pela casa. À noite, porém, a colocávamos para dormir sempre no berço, em seu quarto — mesmo tendo de levantar três a quatro vezes para amamentá-la.

Desde o começo, procuramos apresentar a ela a claridade do dia, abrindo bem as janelas, e os sons da casa, além de o escuro e o silêncio da noite, para que se acostumasse com as diferenças entre dia e noite. Sophia ainda não tinha muita movimentação dos pés e das mãos, além de ter dificuldades com suas necessidades fisiológicas — xixi, cocô, arrotos e gases.

A partir do segundo mês, Sophia já estava um pouco mais segura em relação às suas principais atividades fisiológicas, mas ainda não tinha coordenação nas mãos e pés. Ela muitas vezes se arranhava e aí chorava toda brava. Ela tirava um soninho de manhã e outro à tarde, mas sem muita regularidade e já dormia bem melhor à noite, acordando apenas uma vez para mamar. Ela soluçava muito — sempre que acabava de mamar e arrotava, o soluço aparecia.

No terceiro mês, Sophia já mexia bem os braços e pernas, mas ainda sem nenhum controle. O pescoço já ficava mais durinho, porém ainda pesava bastante e ela se cansava rápido ao tentar segurar a cabeça. Os soluços praticamente desapareceram, e o sono diurno passou a ficar muito irregular — ela lutava contra o sono, parecia não querer perder nada do que estava acontecendo ao seu redor.

Rotina estruturada

Depois de passada a fase da novidade com a vinda tão aguardada do bebê, é importante que os pais e a família toda entrem em um esquema para que possam incluí-lo na rotina já estabelecida da casa sem que haja uma ruptura muito grande — o que pode causar estresse em todo mundo, principalmente quando já se tem outro(s) filho(s) morando junto.

Além disso, todos os bebês se desenvolvem melhor quando percebem que suas necessidades serão sanadas dentro de uma rotina estruturada e calma. Os pais que conseguem estabelecer essa rotina para seu bebê desde o início têm mais chances de sucesso e conseguem entender melhor e atender todas as demandas do bebê no momento certo, sem precisar parar com tudo que vinham fazendo.

Durante todo o dia, é importante estabelecer ciclos, rituais previsíveis nas transições cotidianas, pois a repetição leva ao aprendizado mais eficaz, e o bebê parece saber o que vem a seguir, o que lhe dá segurança. Por exemplo, o bebê não deve dormir logo depois de comer (com exceção da mamada noturna); o ideal é que ele faça alguma atividade (mesmo que seja ficar paradinho, olhando o móbile ou algum outro brinquedo por alguns minutos). Depois dessa atividade e da troca de fraldas, aí, sim, ele deve dormir, depois acordar, mamar, fazer atividade de novo, trocar a fralda e voltar a dormir... e assim segue o dia.

O período de sono e atividade deve ser de acordo com a idade do bebê e seu peso ao nascer. Bebês menores ou prematuros dormem mais e aguentam ficar menos tempo acordados.

A Tabela 8.1, a seguir, traz uma sugestão média para uma rotina planejada para um bebê de até três meses.

TABELA 8.1 **Rotina planejada para bebês de até três meses de idade**

Peso	2,2 kg a 2,9 kg	2,9 kg a 3,5 kg	Acima de 3,5 kg
Alimentação	30 a 40 minutos a cada 2 horas	25 a 40 minutos a cada 2h30 a 3 horas	25 a 35 minutos a cada 3 horas
Atividade	5 a 10 minutos	20 a 40 minutos	20 a 45 minutos
Sono	1h15 a 1h30 durante o dia e pelo menos 4 horas seguidas à noite	1h30 a 2 horas durante o dia e pelo menos 5 horas seguidas à noite	1h30 a 2 horas durante o dia e pelo menos 6 horas seguidas à noite

Fonte: HOGG e BLAU, 2005, p. 30.

Quando o bebê tem uma rotina estruturada, ele já aprende a esperar o que vem a seguir, e os pais têm aí algo mais seguro do que o bebê quer e do que necessita quando está incomodado. Fica mais fácil entender o que o bebê está tentando dizer com suas dicas verbais e corporais. Dessa forma, é mais fácil ensinar o bebê a dormir, a se acalmar, além de evitar a superalimentação e evitar que o bebê associe alimentação com sono.

Não estou aqui sugerindo horários rígidos, como já citei, até porque isso é difícil com um bebê. Mas é importante ter uma constância nos cuidados com ele — e reafirmo, o aprendizado vem com a repetição. Quando o padrão estiver incorporado pela família, podem surgir as exceções e a flexibilização; claro que pode haver também certa variação, desde que isso não prejudique demais o bem-estar da casa e do bebê e não altere muito os horários.

Dicas de rotina estruturada para o seu bebê

A seguir, listo algumas sugestões de rotinas estruturadas ideais para bebês em diferentes idades retiradas do livro *A encantadora de bebês resolve todos os seus problemas*, de Tracy Hogg e Melinda Blau.

Bebês de até 6 semanas

Alimentação	7 h (acordar e mamar)
Atividade	7h40
Sono	8h
Alimentação	10 h (acordar e mamar)
Atividade	10h40
Sono	11 h
Alimentação	13 h (acordar e mamar)
Atividade	13h40
Sono	14 h
Alimentação	16 h (acordar e mamar)
Atividade	16h40
Sono	17 h (apenas por 40 minutos — não o deixe dormir mais)
Alimentação	18 h (refeição robusta)
Atividade	19 h (banho)
Sono	19h30 (apenas por 30 minutos — não o deixe dormir mais)
Alimentação	20 h
Atividade	não tem
Sono	20h30
Alimentação	22h30 (refeição dos sonhos)
Atividade	não tem
Sono	23 h

À noite, o bebê deve dormir de 3 a 4 horas seguidas, antes da próxima mamada.

Bebês de 6 semanas a 4 meses — rotina de 3 horas

Alimentação	7 h (acordar e mamar)
Atividade	7h30 ou 7h45 (dependendo da duração da mamada)
Sono	8h30 (o ideal é pelo menos 1 hora de sono)
Alimentação	10 h
Atividade	10h30 ou 10h45 (dependendo da duração da mamada)
Sono	11h30 (o ideal é pelo menos 1 hora de sono)
Alimentação	13 h
Atividade	13h30 ou 13h45 (dependendo da duração da mamada)
Sono	14h30
Alimentação	16 h
Atividade	16h30 ou 16h45 (dependendo da duração da mamada)
Sono	17 h (apenas por 30 minutos — não o deixe dormir mais)
Alimentação	17h30 (enchendo o tanque)
Atividade	18 h
Alimentação	19 h (refeição robusta — pode ser depois do banho, se preferir)
Atividade	19h30 (banho)
Sono	20 h
Alimentação	22 h (refeição dos sonhos)
Atividade	não tem
Sono	22h30

À noite, o bebê deve dormir de 6 a 8 horas seguidas, antes da próxima mamada.

Bebê de 4 a 6 meses — rotina de 4 horas

Alimentação	7 h (acordar e mamar)
Atividade	7h30
Sono	9 h (o ideal é pelo menos 1h15 de sono)
Alimentação	11 h
Atividade	11h30
Sono	13 h (o ideal é pelo menos 1h15 de sono)
Alimentação	15 h

Atividade	15h30
Sono	17 h (no máximo por 30 minutos, se a criança mostrar sinais de cansaço)
Alimentação	17h30 (enchendo o tanque)
Atividade	18 h
Alimentação	19 h (refeição robusta – pode ser depois do banho se preferir)
Atividade	19h30 (banho)
Sono	20 h
Alimentação	22h30 (refeição dos sonhos)
Atividade	não tem
Sono	23 h

À noite, o bebê deve dormir de 8 a 10 horas seguidas, antes da próxima mamada.

Como ter êxito com a rotina estruturada

Para que você e toda a família não desanimem na busca por uma rotina que permita que os primeiros meses do bebê em casa sejam mais tranquilos, seguem algumas sugestões:

- seja firme, nada é fácil no começo e requer determinação;
- siga o fluxo dos acontecimentos, não troque a ordem das ações, mas não fique presa em horários rígidos;
- a repetição leva ao aprendizado;
- nunca é tarde para começar;
- a rotina estruturada ajuda os pais a entender as necessidades do momento em que o filho está do dia, sabe o que deve ser feito a seguir;
- o bebê sabe o que esperar do seu dia;
- a rotina facilita o aprendizado da criança no que se refere a aprender a dormir e se acalmar;
- não desista, mantenha a repetição e a constância;

- aproveite o tempo em que o bebê dorme para você descansar, relaxar, dormir ou fazer algo de que goste;
- não deixe o bebê dormindo além do tempo da mamada, acorde-o para mamar;
- o sono noturno depende da rotina de sonecas diurnas — um bebê bem alimentado e descansado dorme melhor à noite;
- não deixe seu bebê acordado de dia para dormir à noite, isso é um mito — o bebê supercansado e exausto tem sono mais agitado e é mais difícil de ser acalmado para dormir;
- não deixe o bebê dormir por mais de 2 horas seguidas durante as sonecas;
- você precisa ter autoconfiança e ensinar o bebê o que esperar do dia, como se alimentar, quanto, como e onde dormir;
- para dar a refeição dos sonhos não precisa acordar o bebê, pegue-o delicadamente do berço, estimule lentamente o reflexo de sucção, passando o bico do seio, da mamadeira ou o dedo limpo na boquinha dele. Amamente-o e coloque-o de volta no berço sem precisar arrotar, pois ele tende a estar extremamente relaxado. Esta mamada deve ser entre 22 h e 23 h.
- faça um diário com os horários para perceber o padrão de sono e mamadas do seu bebê antes de tentar implantar a rotina, além de ajustes necessários para serem introduzidos aos poucos;
- use o método dos "4S" (preparar o local (situação) para o bebê dormir, agasalhá-lo de forma apropriada, sentar-se (com calma, sem estimulação física) e, quando necessário, silenciar — com Shhshhsh! — e dar tapinhas leves nas costas e do método "PUPD" (pick up put down — pegar no colo e colocar no berço), — explicados mais adiante, no tópico Hábitos de sono, para ensinar seu bebê acima de 3 meses a dormir; e
- alguns bebês são mais resistentes a mudanças e à rotina, se este for o caso do seu bebê, tenha paciência, persistência e constância — seja firme, mas com amor e delicadeza.

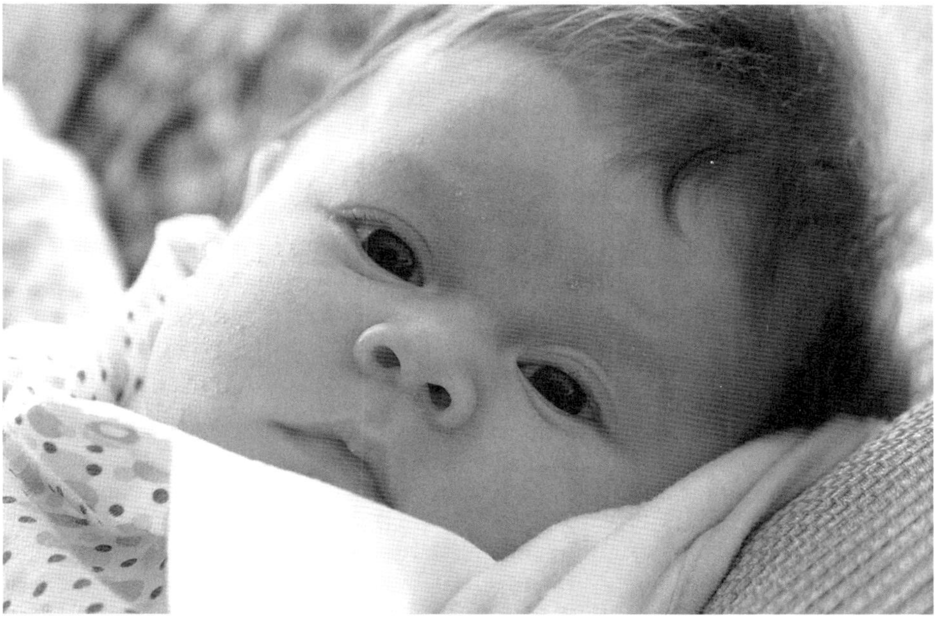

Sophia, 1 mês e 15 dias.

Aprendendo com Sophia

Senti necessidade de ter uma rotina estruturada com Sophia a partir dos três meses e meio de idade, pois ela não tinha um padrão de sonecas e vivia cansada. Às vezes ela dormia, às vezes não, e, quando ela não descansava, ficava exausta, manhosa e chorona. Quando Sophia dormia, porém, ela ficava bem humorada e brincava mais feliz.

Li o livro *A encantadora de bebês resolve todos os seus problemas*, de Tracy Hogg e Melinda Blau, e, junto com meu esposo, estabeleci um planejamento para colocá-la na rotina de 4 horas, indicada para bebês de quatro a seis meses. Precisei *muito* da ajuda do meu marido, pois, para colocá-la na rotina, deveríamos aplicar a técnica dos "4S" e do método "PUPD", explicados mais adiante, no tópico *Hábitos de sono*. Eu sozinha não tinha forças nem coragem de colocar o planejamento em prática; no começo, parecia muito difícil e impossível de obter os resultados esperados. Até tentei, mas fraquejei, pois acabava ficando impaciente, aflita, e dando o peito para Sophia se acalmar. Tirei uma semana para ficar focada e implementar com meu esposo a rotina da Sophia. Escolhemos começar no sábado de manhã para o Wueislly poder me ajudar nos primeiros dias, que são os mais difíceis. Ele era responsável por fazer o "PUPD" no final de semana e eu, durante a semana. Para nos encorajar, fiz questão de organizar um calendário, no decorrer dos dias, com o nosso progresso de cada minuto de soneca ganho. Assim, quanto menos tempo tínhamos de fazer o método, quanto mais tempo ela dormia, já era uma vitória para nós dois.

Após uma semana de dedicação, constância e persistência, a rotina estava estruturada, pelo menos as bases estavam estabelecidas. Sophia passou a tirar sonecas regulares de manhã e à tarde, em média com 1h15 de duração. Às vezes ela acordava antes, e tínhamos de fazê-la dormir de novo através do método "PUPD" — o que, na maioria das vezes, funcionava. O período de atividades dela passou a ser mais divertido; ela era uma criança mais feliz, bem humorada, bem alimentada e descansada. O intestino da Sophia passou a funcionar ainda melhor e com certa regularidade, pois ela passou a mamar em horários regulares.

Nós éramos pais mais felizes também. Tínhamos mais tempo para fazer nossas coisas de forma mais organizada e constante. Além disso, era muito mais simples compreender a linguagem corporal e verbal da Sophia, compreender suas necessidades e supri-las. Começamos a entendê-la melhor e ela a nós. O Wueislly desenvolveu um vínculo maior com nossa filha, pois ela não dependia mais apenas dos seios da mãe para dormir e isso dava a possibilidade a ele de estar com nossa filha no momento de ir para o berço. Eu fiquei mais confiante na forma como cuidava de nossa bebê; não tinha mais receio da hora de dormir, sabia como conduzir a Sophia no seu soninho no berço e na hora certa de mamar. Passei a ter meu horário de almoço de forma mais frequente, e nossas noites ficaram ainda mais tranquilas. Sophia dormia a noite toda. Fazia a mamada dos sonhos dormindo e só acordava no dia seguinte, de manhã, para mamar.

Garanto por experiência própria que estabelecer uma rotina leva tempo e precisa de muito esforço, persistência e constância dos pais. Ensinar e educar os filhos exige tempo, dedicação e muito, muito amor, mas vale a pena! Quem ama educa, coloca limites e disciplina!

Mantivemos esta rotina durante os meses que se seguiram, não alteramos nada, mas quando Sophia estava quase completando cinco meses, ela começou a acordar mais cedo, às vezes no meio da madrugada, às vezes perto das 5 h da manhã. Ela parecia sentir fome, mesmo com a mamada dos sonhos às 22h30, talvez estivesse passando por um impulso do crescimento. Eu acordava, dava a mamada e a colocava de volta no berço, acordada mesmo. Algumas vezes ela dormia, outras ficava brincando e conversando consigo mesma no berço.

Percebi que isso estava virando um hábito, não era apenas um impulso de crescimento (que tende a ser passageiro), não era fome e que ela estava gostando de acordar muito cedo ou até de madrugada para mamar. Então cortei a mamada da madrugada e mudei a estratégia. Quando ela acordava de madrugada e chorava, eu ia até o quarto dela e verificava se era frio, calor, dor ou cocô, fazia então o método de "PUPD" até ela dormir. Muitas vezes ela chorava bastante, resistindo ao sono, queria mamar para voltar a dormir. Em uma das noites, cheguei ao ponto de deitar dentro do berço junto com ela para que se acalmasse. Sophia estava chorando muito e, quando deitei no berço, de repente parou, ficou me olhando surpresa, com o olho arregalado, deu risada, brincou, se acalmou e dormiu. Valeu a pena o esforço: em quatro dias de persistência, ela deixou de acordar à noite e voltou a dormir a noite toda. Na hora em que a gente acha que eles aprenderam as coisas, tudo muda e temos de fazer adaptações de acordo com as necessidades do bebê, mas não podemos fraquejar e temos de manter a constância.

Neste período, até fiquei em dúvida se deveria iniciar os alimentos sólidos antes do tempo, mas achei melhor resistir e esperar e realmente não foi preciso introduzir alimentos antes dos seis meses. Ela voltou a dormir a noite toda e a seguir sua rotina, para a alegria dos pais.

Hábitos de sono

Nestes primeiros meses, os pais (mais precisamente a mãe) provavelmente passarão algumas noites em claro, acordando várias vezes para alimentar e limpar o bebê, auxiliando-o em suas necessidades. Por isso, principalmente a mãe deve procurar dormir durante o dia enquanto seu bebê dorme. A família precisa ter pessoas próximas que possam de fato ajudar, pois a mãe deve se alimentar adequadamente, precisa tomar um bom banho, tranquila, descansar e não fazer esforços desnecessários. Alguns bebês mantêm uma rotina exaustiva de acordar a cada 2 ou 3 horas; outros, a partir do segundo mês, já passam a dormir mais à noite, acordando apenas uma vez para mamar. Neste caso, a mãe não sentirá mais tanto sono durante o dia e terá mais tempo e energia para fazer outras atividades.

Um bebê que dorme bem tem mais capacidade de lidar com as situações do dia a dia, superando as dificuldades. Ele também se desenvolve e cresce mais adequadamente.

O bebê não nasce sabendo o que é dia e o que é noite. Ele não tem horários certos para se alimentar nem para dormir. Não nasce sabendo como dormir e como se acalmar. Ele nasce sem uma rotina estabelecida, por isso é preciso que seja ensinado pelos pais. Os pais precisam ter um planejamento de rotina para ensinar o bebê quando deve mamar, quando "brincar" e quando dormir.

Assim, seguem algumas dicas para que os pais possam criar bons hábitos alimentares e de sono no bebê:

- tente não acostumar o bebê a dormir mamando;
- tente não acostumar o bebê a dormir sendo ninado no colo, nem sendo balançado;
- procure ensinar o bebê a dormir direto no berço desde o início;
- verifique se o bebê tem refluxo e tome as medidas necessárias (eleve o berço a 45 graus, dê apenas leite materno, e fale com o pediatra);
- às vezes o bebê acorda durante a noite por frio, calor, dor ou algum espasmo natural, nem sempre é fome, por isso tente acalmá-lo antes de dar o peito para não criar um mau hábito desnecessariamente;
- não leve o bebê para dormir na sua cama, nem de madrugada, pois ele pode se acostumar;
- não deixe o bebê dormir por mais de 5 horas no total das sonecas durante o dia — isso pode prejudicar o sono noturno;
- ensine o bebê a se acalmar e a dormir sozinho (veja a técnica dos 4S e PUPD);
- não deixe o bebê chorando sozinho, isso quebra o elo de confiança dele com os pais e não ensina nada;
- não crie o hábito de o bebê dormir no peito, sendo ninado ou balançando no carro, pois isso faz com que o neném precise sempre de outro acessório para ajudá-lo a dormir — mais tarde isso será um problema para os pais;

- não abandone o bebê no berço; ensine-o a dormir e fique com ele até que pegue no sono profundo; para ajudar nesse processo, procure ler outros livros sobre o assunto, como o de Tracy Hogg e Melinda Blau;
- o bebê leva uns 20 minutos para entrar no sono profundo, fique com ele até chegar neste ponto, até que aprenda a dormir sozinho — geralmente, o bebê, quando chega no sono profundo, começa a revirar ou vibrar os olhinhos;
- converse com o seu bebê que é hora de dormir e que estará lá ao lado dele quando acordar, e cumpra o que foi dito;
- acorde-o para ser alimentado, caso chegue o horário de sua mamada e ele ainda esteja dormindo; e
- de acordo com Tracy Hogg, uma das autoras do livro *A encantadora de bebês resolve todos os seus problemas*, para ensinar o bebê a dormir e se acalmar, os pais devem seguir alguns passos do método dos "4S": segundo o método, assim que perceber os primeiros sinais de sono no neném (bocejo, coçar os olhos, cansaço, olhos vermelhos, choro sem motivo aparente...), leve-o para um lugar calmo, diminua o estímulo visual (prepare a Situação), enrole-o na manta (agaSalhar), Sente-se com ele no colo (sem balançar ou ninar) e faça o método de "Silenciar e dar tapinhas" — dê tapinhas leves e ritmados nas costas e faça Shshshshs... baixinho atrás de seu ouvido; quando ele estiver calmo, com respiração calma, coloque-o no berço de lado enrolado na manta e continue dando os tapinhas bem leves e fazendo Shshshs... Ao perceber que o bebê pegou no sono, diminua os tapinhas e pare de fazer Shshshs..., depois fique apenas com a mão no bebê até ele entrar no sono profundo. Caso o bebê chore, pegue-o no colo até acalmá-lo com os tapinhas leves nas costas e o Shshshshshs... sem ninar ou balançar o bebê, e recomece o processo de colocá-lo no berço novamente. Desta forma, ele vai aprender a dormir e se acalmar sozinho. Isso deve ser feito desde o primeiro dia de vida, para não criar maus hábitos de sono no bebê até os seis meses, pois, depois disso, esse método de dar tapinhas e fazer Shshshshs... passa a incomodar o bebê. Alguns bebês são mais difíceis para se acalmar e dormir, tenha paciência, seja constante e persistente. Dependendo do

temperamento, eles precisam de mais tempo para aprender e se adaptar, mas vale a pena!

Aprendendo com Sophia

Sophia acordava a cada 2 ou 3 horas durante a noite. O primeiro mês foi extremamente cansativo; eu tinha que dormir à tarde para aguentar a maratona da madrugada, pois sempre fui uma pessoa diurna e sempre dormi cedo. Já no segundo mês de vida, ela passou a dormir mais horas seguidas durante a noite, normalmente acordava apenas uma vez, lá pelas 4 h.

Wueislly e eu conseguimos estabelecer uma rotina que acontecia quase todo dia. Sophia mamava muito no final do dia, como se estivesse enchendo o tanque para dormir várias horas à noite. Perto das 18 h ela mamava pelo menos de 40 minutos a 1 hora, eu fazia massagem em seu corpinho, e ela tomava banho lá pelas 19h30, relaxava um pouco, mamava mais uns 30 a 40 minutos e dormia. Este sono durava em média de 6 a 7 horas até a próxima mamada. Acordava lá pelas 4 h da manhã; eu a trocava, ela mamava uns 20 minutos e dormia de novo até umas 6h30. Dessa forma, eu conseguia descansar e não sentia mais tanta necessidade de dormir durante a tarde. Sophia dormia bem à noite e, de dia, ela tirava um soninho de manhã e outro à tarde, mas não tinha regularidade nas sonecas.

Já perto de completar três meses, minha linda mocinha dormia, na maior parte das noites, a noite toda. A rotina já tinha mudado; ela tomava banho umas 19 h, mamava uns 30 a 35 minutos, dormia perto das 20h30/21 h e acordava só no dia seguinte perto das 6h30. Foi ótimo para mim e meu marido, pois tínhamos tempo para ficarmos um pouco juntos e eu conseguia descansar a noite para estar bem disposta para o dia seguinte.

Alimentação do bebê nos primeiros seis meses

Durante a gestação e a lactação, ouvi alguns conselhos, como é natural nessas circunstâncias, dos quais muitos foram proveitosos e outros com os quais não concordei de modo algum. Algumas pessoas me disseram que o bebê deveria mamar somente de 10 a 20 minutos em cada seio porque este era o tempo suficiente para o bebê sugar o leite que o sustentava;

mais tempo do que isso era só brincadeira, diziam que o bebê ficava só "chupetando"; outras me disseram que eu deveria amamentar o bebê de 3 em 3 horas, para que ele aprendesse a comer regularmente e não beliscasse entre as refeições. Enfim, foram muitos os conselhos e as dicas. Relato aqui, então, apenas o que funcionou para mim.

Eu não sou formada em pediatria, não sou médica, mas tenho minhas ideias e convicções também baseadas em nutrição, minha área. Sou a favor do aleitamento materno exclusivo, frequente e com livre demanda. Nos primeiros meses o bebê deve mamar quanto quiser, pois os seios são o alimento, consolo, matam a sede e aproximam a mãe do bebê — o bebê ainda não tem o controle da saciedade e às vezes fica empanturrado mesmo, mas não se preocupe, pois o leite materno não causa obesidade. Mamar é um dos maiores prazeres do neném, afinal ele está junto da mãe, sendo alimentado por ela, está quentinho, aconchegado, sentindo seu cheiro e ouvindo a batida do seu coração. É muito gostoso quando o neném acaba de mamar com aquela cara de satisfação, expressando felicidade, alegria, agradecimento e tranquilidade. Às vezes o bebê sorri como forma de agradecimento pelo carinho e cuidado com que está sendo tratado. É um momento único!

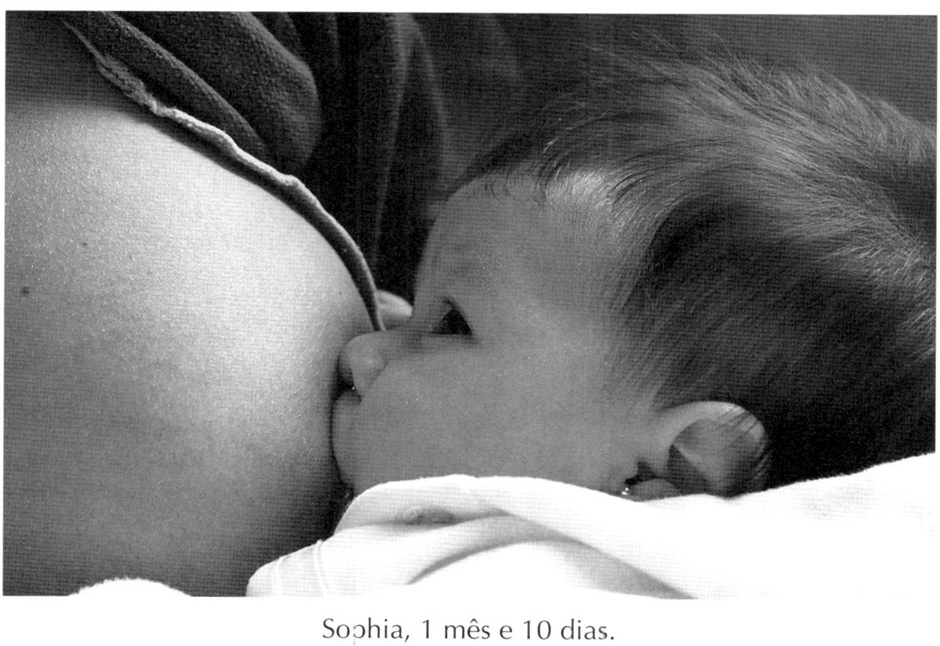

Sophia, 1 mês e 10 dias.

A partir do segundo mês, a mãe já consegue estabelecer uma rotina de aleitamento, brincadeira e sono, na qual normalmente o bebê a termo mama a cada 3 horas e a duração da mamada fica a critério do bebê. A mãe não deve determinar quanto o bebê deve mamar em cada seio.

No caso das mulheres que não podem amamentar e alimentam seu bebê por meio de mamadeira com fórmulas infantis ou leite materno, os horários e volumes estão descritos no Apêndice II, *Aleitamento*, e na Tabela II.1, *Alimentação média para bebês*.

Converse também com o pediatra para receber as devidas orientações.

Aprendendo com Sophia

No primeiro mês, Sophia mamava em média a cada 2h30, por uns 15 a 20 minutos. No segundo mês, ela já passou a mamar em média a cada 3 horas e por uns 30 minutos. Já à noite, nos primeiros dois meses, eu enchia o "tanque" da Sophia: ela mamava muito no período entre 18 h e 23 h, e à vontade; dava duas mamadas longas e a colocava para dormir (Sophia dormia bastante nesse período, quase a noite toda — umas 6 horas seguidas pelo menos).

Quando Sophia mamava à noite, antes de dormir, eu tinha até que tomar cuidado para ela não ficar empanturrada demais, pois, se isso acontecesse, ficava regurgitando de tanto mamar, e demorava para dormir. Neste momento, quando percebia que ela já estava satisfeita, tirava-a do peito com muito cuidado e a fazia dormir. A partir do terceiro mês, Sophia passou a fazer a última mamada após o banho, entre 19 h e 20 h, com duração de uns 30 a 40 minutos, e dormia até o dia seguinte de manhã — uma maravilha!

O que fazer com o seu bebê? Atividades propostas

Até os dois meses

Nos primeiros dois meses, normalmente o bebê dorme, acorda, mama, faz cocô, xixi, mama, fica um pouco acordado e dorme de novo. O período de tempo que o bebê consegue manter-se acordado vai depender de seu peso e idade. Por exemplo, um bebê recém-nascido, com peso acima de 2,9 kg, deve ficar em média de 20 a 45 minutos acordado depois da mamada e antes de ir dormir. Os bebês menores, com menos de 2,9 kg, conseguem ficar menos tempo acordados, em torno de 5 a 10 minutos. Para esses bebês, uma simples troca de fraldas, uma conversa carinhosa com o papai ou com a mamãe, uma olhada nos objetos da casa, ver o que as pessoas em sua volta estão fazendo, ficar deitado no berço olhando para o móbile desligado... isso tudo já é boa uma atividade para eles. Evite a TV, as cadeiras que sacodem e as músicas muito agitadas e altas, pois são ainda estimulação demais para o bebê.

A capacidade de ficar acordado deve ser observada pelos pais para que o neném não fique superestimulado, cansado, nem gaste calorias em excesso, pois um bebê superestimulado tem dificuldade para ser acalmado, ou se acalmar sozinho, atrapalhando seu sono.

No terceiro mês

No terceiro mês o neném já fica acordado de 45 minutos a 1 hora. Quando está acordado, fica no colo, recostado em alguma almofada ou cadeira, deitado no carrinho, deitado em algum tapete de brincar ou no berço. À medida que o neném vai crescendo, a mãe pode perceber seu desenvolvimento e oferecer estímulos para ele tentar pegar as coisas, ficar de bruços, de lado, se virar e ficar durinho (pescoço e coluna), tentando sustentar o corpo. O bebê também pode ficar no berço em silêncio com os brinquedos ou móbile — como disse anteriormente, tome cuidado apenas para não deixar o bebê muito cansado e superestimulado.

Se o seu bebê gosta que você esteja por perto para poder brincar em paz e tranquilo, faça isso... fique por perto e demonstre seu apoio, mas o incentive a brincar um pouco sozinho. Caso ele chore, não o pegue no colo imediatamente, abaixe-se, converse com ele — "A mamãe está aqui, está tudo bem!" — e tente entretê-lo novamente. Em breve ele estará se sentindo mais seguro e independente e poderá brincar sozinho por mais tempo. Vá se afastando aos poucos para que ele tenha períodos para "brincar" sem ninguém por perto. Respeite o ritmo dele e aproveite para fazer suas coisas durante as suas sonecas, ficando próximo dele durante a atividade. Para escolher as atividades, leve em consideração o período do dia e o temperamento do bebê. Brincar sozinho ajuda a desenvolver as capacidades emocionais, suas habilidades, além de o bebê aprender a lidar com frustrações e ter paciência para desempenhar as tarefas (independente da idade). Existem algumas atividades que a mãe pode fazer com o bebê, como aulas de ioga e dança específicas para os dois juntos, procure um lugar perto da sua casa e experimente.

Aprendendo com Sophia

Depois que Sophia nasceu, eu tinha esta dúvida... o que fazer com o meu bebê quando ele está acordado e não está mamando?

Nos primeiros meses, quando Sophia não estava dormindo ou mamando, era difícil entretê-la. Ela enjoava logo de ficar na mesma posição ou olhando para as mesmas coisas. Nós cantávamos, dançávamos, mostrávamos bichinhos, luzes, enfim fazíamos o que podíamos para entretê-la. Principalmente no horário crítico das 17 h até a hora do banho, às 19hs, era bastante difícil fazer o tempo passar; ela reclamava, chorava e ficava logo cansada. Só depois é que percebi que, naquele horário, no fim do dia, ela já estava muito cansada para este tipo de estímulo e brincadeiras, queria coisas mais calmas e sossego.

Durante o dia, uma opção interessante na hora da atividade do bebê é passear. Quando a Sophia tinha um mês e meio já comecei a ir ao parque para que ela tomasse um rápido, mas importante, banho de sol. Sempre tinha a companhia da minha mãe e avó. A Sophia gostava muito do passeio. Ela observava as árvores, os cachorros, o céu, as crianças brincando de skate, de bicicleta e no parquinho. A gente sempre a deixava de perninhas de fora e a colocava deitadinha em uma manta na grama, à vontade — ela amava!

Quando estava muito quente, tirávamos até as fraldas dela, ventilando tudo. Mesmo sendo inverno, ela não passava frio, o sol a esquentava bem. Não tinha um limite de tempo preestabelecido; eu só tomava cuidado com o período do dia, preferia sempre a tarde ou de manhãzinha, antes das 10 h.

Um passeio ao shopping também é uma boa opção, principalmente se a mãe precisa resolver algo por lá: tem luzes diferentes, movimento e o bebê fica entretido com tantas novidades. Mas cuidado com os horários de sair, evite os períodos em que o bebê geralmente tira as suas sonecas.

Não fui à praia nos primeiros três meses da Sophia, mas acredito que pode ser uma boa opção se estiver um tempo bom, tomando sempre cuidado com a umidade e o sol do local. Quando sair com o bebê, por mais curto que seja o percurso, não deixe de levar uma bolsa com fraldas descartáveis, roupa extra, babadouro, minigarrafa térmica com água quente, fralda de pano, chapéu e brinquedos. A mãe precisa estar prevenida para qualquer eventualidade. Em vários momentos, tive de trocar a Sophia de repente, independentemente da disponibilidade do local.

Em qualquer passeio, a mãe precisa estar atenta ao bebê, percebendo se ele está cansado, com sono, com fome, sede, calor, dor ou frio. Todas estas sensações podem atrapalhar a saída que, em vez de ser prazerosa, passa a trazer desconforto ao neném — perceba principalmente os sinais do sono para agir logo.

É importante respeitar os horários de sono do bebê e manter a constância da rotina, por isso tente passear no período de sua atividade, no período em que ele ficará acordado, após a mamada e antes da soneca. Com isso, evitará que ele durma no carro, no bebê conforto ou no carrinho fora de hora ou fique supercansado durante o passeio.

Tempo livre para os pais

É importante que a mãe, na medida do possível, cuide de si mesma, que tenha um tempo livre para fazer algo de que goste e que a faça se sentir uma pessoa mais plena.

Ela não deve ser crucificada caso precise ficar um tempo longe do bebê fazendo algo que lhe dê prazer, como sair para jantar, ir ao cinema, fazer alguma atividade física, ir a uma festa e ao cabeleireiro. Neste caso, se a mãe for ficar longe por algum tempo, pode aproveitar o horário da soneca do bebê ou seu período de atividade para sair. Pode, ainda, tirar leite para que seja dado ao bebê na mamadeira ou no copinho, se for necessário ficar longe durante o horário da mamada. O bebê pode ficar aos cuidados de uma das avós, dos avôs, tias, enfim alguém de sua total confiança. Desta forma, a mãe fica mais tranquila. Com certeza, o cuidador vai se sentir honrado de poder curtir um pouco o bebê e ajudá-la neste período delicado e tão importante para ambos. Dê todas as instruções sobre a rotina do bebê, hábitos de sono e alimentação. Caso os pais já tenham uma rotina estruturada estabelecida, ficará mais fácil planejar algumas atividades sem o bebê.

Mulher x Mãe

Hoje em dia existe o mito da mãe perfeita e infalível, o que coloca muita pressão sobre as mulheres. Eu acredito que cada mulher se satisfaz como mãe de uma forma diferente. Cada uma deve ter a liberdade de definir o que é melhor para si e para o seu bebê, sem preconceitos ou julgamentos. A mulher não deve se anular para ser uma boa mãe — o segredo é buscar o equilíbrio entre a satisfação da mulher/mãe e do bebê/filho. Uma mulher frustrada, descontente, anulada e depressiva não é capaz de cuidar de ninguém, nem mesmo consegue dar amor ou amamentar uma criança. Por isso, a mulher precisa ser ouvida e percebida para que o bebê cresça e se desenvolva em um ambiente favorável e feliz.

Peso e comprimento dos bebês

Após o nascimento, o bebê naturalmente perde 10% do seu peso nos primeiros dias de vida. Isso é recuperado lentamente nas próximas semanas, por meio do aleitamento ou da alimentação com mamadeira. O ganho de peso deve ser acompanhado mês a mês pelo pediatra, para verificar se o desenvolvimento e o crescimento estão adequados.

Os bebês que nasceram a termo, com peso acima de 2,6 kg, tendem a ter um desenvolvimento satisfatório, desde que sejam alimentados adequadamente e não tenham nenhum problema clínico.

Os prematuros e os bebês que nasceram com menos de 2,6 kg tendem a ter o crescimento e o ganho de peso mais lento, pois não conseguem mamar com muita eficiência e possuem estômago menor, tendo que se alimentar com intervalos menores entre as mamadas. Porém, ainda assim, em alguns meses eles tendem a recuperar esta condição, alcançando seus objetivos nas curvas de crescimento. Eles não precisam ser superalimentados.

Impulsos de crescimento

O impulso de crescimento é um período que em geral dura um ou dois dias, e no qual o corpo do bebê exige alimento extra. Esses impulsos ocorrem pela primeira vez entre a sexta e a oitava semana de vida do bebê, e daí em diante podem ocorrer uma vez por mês ou a cada seis meses.

Segundo Tracy Hogg, a diferença entre o bebê acordar devido a um impulso de crescimento e um hábito de sono inadequado é que, no impulso de crescimento, o bebê, além de esvaziar os dois seios da mãe ou a mamadeira durante as mamadas durante o dia, passa a acordar à noite com fome em horários irregulares, esvaziando os seios da mãe ou a mamadeira de novo.

Durante o impulso de crescimento, a rotina do bebê pode ser interrompida na hora da soneca ou no sono noturno. Se os pais perceberem que seu bebê está passando por um impulso de crescimento, o ideal é aumentar a ingestão alimentar durante o dia, se já não o fez, e deve incorporar a mamada dos sonhos (veja o tópico Rotina estruturada, anteriormente). Se o bebê estiver em uma rotina de mamar a cada 3 horas, comece a amamentá-lo a cada 2h30; se estiver mamando a cada 4 horas, passe a amamentá-lo a cada 3 horas ou 3h30. Faça isso até que passem esses dias de maior necessidade energética, até o impulso de crescimento terminar.

Um padrão de sono inadequado pode ser identificado quando o bebê mama o seu volume habitual de leite durante o dia e mesmo assim acorda sempre no mesmo horário durante a noite. O bebê mama só um pouquinho e já volta a dormir. Neste caso, seria melhor que os pais fizessem o método "PUPD" (para bebês a partir dos três meses) ou o método dos "4S" (para bebês de 1 a 3 meses), para fazê-lo voltar a dormir. Assim, o bebê não se acostuma a acordar para mamar de madrugada e não inclui esta mamada em sua rotina habitual de alimentação.

Gases

Os gases formam-se, geralmente, a partir do ar engolido durante as mamadas. Alguns bebês gostam de engolir ar pelo simples prazer da deglutição. Esse ar, quando aprisionado no intestino, causa dor, porque o corpo não consegue processá-lo. Ao sentir dor de gases, o bebê provavelmente encosta as pernas no peito e contrai o rosto. O choro é intermitente e ele pode virar os olhos para cima.

O bebê precisa eliminar estes gases para aliviar suas dores. Ele pode eliminá-los em forma de arroto ou flatulência, e os pais podem, sim, ajudar neste processo.

Uma dica é pegar o bebê no colo e pendurá-lo com os braços por cima do ombro com as pernas eretas. Passe a mão levemente nas costas do bebê, alisando, de baixo para cima. Pode também deitá-lo de costas com as pernas para cima pedalando ou encolhendo e esticando as pernas. Outra dica para amenizar o desconforto é deitar o bebê sobre o antebraço, virado de barriga para baixo e pressionar suavemente o estômago com as palmas das mãos.

É importante verificar se a criança tem intolerância à lactose (veja o Apêndice II, Amamentação, no tópico No caso de intolerância à lactose).

Aprendendo com Sophia

No primeiro mês de vida, o principal incômodo de Sophia era conseguir soltar seus gases, fazer cocô, soluçar e arrotar. Ela se contorcia toda, chorava, fazia muita força, uma carinha de dor que dava dó e, enfim, fazia cara de alívio quando conseguia alcançar os seus objetivos. Nós, como pais, procurávamos ajudá-la, fazendo exercícios com suas perninhas, massagens na barriga e a colocávamos deitada sobre nosso corpo de bruços, aquecendo sua barriga. Enquanto eu a amamentava, tentava de todas as formas ajudá-la a engolir menos ar durante as mamadas, não tirando sua atenção nessas horas e colocando-a na posição correta (veja o Apêndice II, *Amamentação*).

Sempre a colocava para arrotar, o que era uma dificuldade para ela. Sophia se contorcia toda, gemia e reclamava até todo o ar sair.

Frequentemente, nos primeiros dois meses de vida, ela dava pelo menos uns dois arrotos e tinha muita flatulência após a mamada, até conseguir dormir tranquilamente. Wueislly e eu fazíamos exercícios de perna com ela deitada de barriga para cima para ajudá-la na eliminação dos gases — o que na maioria das vezes funcionava. Quase sempre, quando ela arrotava, começava a soluçar, e eu tinha de dar mais um pouco de mama para passar o soluço.

Nos segundo e terceiro meses, ela já arrotava, eliminava os gases, mamava e fazia cocô mais naturalmente, engolindo menos ar durante as mamadas. Sophia, afinal, já não se contorcia tanto quanto no primeiro mês — o que a deixava mais tranquila.

Refluxo

O refluxo é o nome dado à azia do bebê, que pode ser ou não acompanhada de vômitos. É uma sensação muito dolorida, pois o bebê sente uma queimação no esôfago. Isso acontece porque, em alguns bebês, o sistema gastrointestinal não está totalmente desenvolvido, e o esfíncter (músculo que abre e fecha o estômago) não abre e fecha de modo eficiente. Quando há o refluxo, o esfíncter ainda está imaturo, não fecha de forma adequada e o leite não permanece no estômago do bebê como deveria. Ele volta pelo esôfago até a boca, trazendo juntos os ácidos estomacais que queimam as paredes do esôfago.

Todos os bebês têm um pouco de refluxo depois que mamam, e alguns são mais sensíveis que outros aos problemas digestivos. O refluxo pode atrapalhar a mamada, pois, quando o esfíncter está fechado, o bebê não consegue engolir o leite e cospe ou engasga; ou, quando o esfíncter está aberto, o leite volta e o bebê vomita logo depois de mamar. Não é o mesmo que regurgitar um pouco, o que é normal — no caso do refluxo, o bebê pode até ter vômitos do tipo "projétil".

O bebê com refluxo tem dificuldade para arrotar e se sente confortável apenas quando está ereto ou sentado, chorando de forma histérica quando é deitado. O choro e a tensão do bebê só pioram o processo, pois ele pode sofrer um espasmo e o leite voltar com os ácidos causando mais dor e desconforto. O bebê tende a arquear as costas para trás enquanto chora. Ele não precisa necessariamente ter vômitos para ter diagnóstico de refluxo, apenas as dores já são suficientes para a comprovação.

É importante consultar um pediatra ou um gastroenterologista pediátrico para fazer o diagnóstico e dar as orientações necessárias. Em casa, incline o colchão do berço até o ângulo de 45 graus, colocando alguns livros embaixo do colchão ou comprando uma almofada ou colchão antirrefluxo. Não dê tapinhas nas costas do bebê, pois pode provocar vômito, levando-o a chorar ainda mais, o que aumenta as dores e o desconforto. Se tiver ar para sair, faça os procedimentos sugeridos anteriormente para aliviar gases, mas não o coloque deitado.

Evite superalimentar o bebê ou alimentá-lo rapidamente (quando se usa mamadeira). Se ele fizer manha ou começar a chorar depois de mamar, utilize a sugestão do método "silenciar e dar tapinhas": dê tapinhas leves e ritmados nas costas do bebê e faça Shshshshs... baixinho atrás do seu ouvido, para deixá-lo calmo, não o balance nem o chacoalhe.

É importante também não iniciar os alimentos sólidos antes do tempo; o ideal é que a introdução alimentar seja a partir dos seis meses de vida do bebê. Se o estômago ficar muito cheio, pode provocar mais azia no bebê. Os refluxos mais graves tendem a melhorar de fato a partir de 8 meses até 2 anos de idade, pois, nesta fase, o esfíncter já está mais maduro.

Cólica

Diagnosticar um bebê com cólica é um desafio para qualquer pessoa, inclusive para os médicos. Muitas vezes, problemas neurológicos, digestivos, condições ambientais desfavoráveis são também diagnosticados como cólicas, pois provocam crises de choro nos bebês. A cólica pode ser um distúrbio do choro — em geral, episódios graves de choro alto que duram várias horas e normalmente são no mesmo horário, sem motivo aparente. Frequentemente, elas aparecem a partir do final do primeiro mês e podem durar até o quarto mês de vida.

Para obter o diagnóstico de cólica, primeiro é preciso descartar as hipóteses de gases e refluxo. Uma forma de diferenciar cólica de refluxo é a seguinte: os bebês com cólica ganham peso, os com refluxo tendem a perder peso. As cólicas não estão necessariamente associadas à mamada; elas podem ser decorrentes da incapacidade de o bebê em se acalmar.

O importante é tentar interpretar as dicas corporais e os sons do bebê para identificar o problema e minimizar o estresse. Os pais que colocam o bebê em uma rotina estruturada têm mais facilidade para identificar o problema. Outra questão é ajustar as técnicas de alimentação sem superalimentar o bebê. Alguns bebês se acalmam com o método desenvolvido pelo dr. Harvey Karp, que consiste em enrolar o bebê firmemente na manta; colocá-lo de lado ou de estômago para baixo sobre o antebraço numa sensação de que está caindo; fazer som de *Shshshs...* firme no ouvido dele ou ligar o aspirador de pó; balançar lentamente o bebê com um movimento de *swing*. Caso dê certo este método, ele provavelmente promoverá mais dois "S" para as mães: *Sleep and smile* (dormir e sorrir).

É importante verificar se a criança tem intolerância à lactose (veja o Apêndice II, *Amamentação*, no tópico *No caso de intolerância à lactose*).

Tipos de choro

Quando estava grávida, li vários livros e assisti a vídeos referentes aos tipos de choro dos bebês. Confesso que achava tudo muito parecido, e não tinha a menor ideia de como identificar cada choro. Após o nascimento de Sophia, com a nossa convivência diária e permanente, comecei a perceber as diferenças dos sons, suas caretas e gestos corporais. Ela estava se comunicando com a gente, e eu podia perceber isso.

Até os pais chegarem a este nível de entendimento leva um tempo, às vezes semanas ou meses. Quando começam a entender melhor seus bebês, eles passam a se sentir mais seguros e confiantes nos cuidados necessários. A convivência e a observação são o segredo para um maior conhecimento do próprio filho e da percepção do que ele quer e necessita.

Não me tornei uma profissional do choro, por isso não vou me atrever a dar orientações sobre o assunto. Só vou expor minha opinião e dar uma sugestão: pais não deixem o seu bebê chorando no berço ou onde quer que seja! Ele provavelmente não vai aprender nada assim, não vai se cansar de chorar e absorver aquilo que vocês querem ensinar — se vocês pensam que desta maneira ele vai aprender algo de bom, na minha opinião isso é um engano.

Se o bebê está chorando, ele está querendo dizer-lhe algo, procure respeitar, entender, apoiar e suprir suas necessidades. Responder ao choro estabelece um elo de confiança entre o cuidador e o bebê. Os nenéns que são atendidos quando choram aprendem mais rápido a se comunicar de outras formas que não o choro, como por caretas, sons, gestos, etc. Quando o bebê chora, murmura ou balbucia, ele está tentando se relacionar, puxar conversa, se comunicar. Responder por meio de gestos, sorrisos e carícias a esta comunicação é importantíssimo, pois desenvolve confiança do bebê em relação ao cuidador e vai capacitá-lo a se relacionar melhor com as pessoas e consigo mesmo no futuro.

O bebê não deve ser ignorado; deve ter as suas necessidades atendidas. Mesmo que você não saiba o que é, responda ao choro e retribua a comunicação até aprender a interpretar o que o bebê deseja e do que precisa. Às vezes está apenas entediado, mas em outras pode estar com fome, frio, sono, dor, calor, etc.

Agora existe uma diferença entre deixar o bebê chorando no berço e esperar para ver se ele se acalma sozinho. Alguns pais, no primeiro gemido do bebê, já o pegam no colo, dão mama ou tentam niná-lo. Isso pode gerar hábitos ruins de sono na criança. O ideal é ficar ao lado dele e tentar dar tapinhas nas costas, fazendo *Shshshs*.... para ele se acalmar sozinho e voltar a dormir. Caso não se acalme e esteja chorando um "choro genuíno", pegue-o no colo e tente acalmá-lo para voltar ao berço.

Conhecendo o choro do bebê e seus gestos, você pode perceber melhor o que o está incomodando ou se é só sono e ele precisa aprender a se acalmar para dormir. Os pais devem ensinar de forma consistente estas capacidades ao seu bebê.

Procure conhecer a diferença entre choro genuíno, angustiado e murmúrio. O bebê pode estar apenas se esticando, se contorcendo, espreguiçando, fazendo ruídos normais, sem a necessidade de ser pego no colo. Mantenha o controle, e, antes de intervir, procure entender por que o bebê está chorando. Deixe a criança à vontade para descobrir os brinquedos, os dedos, as mãos e os pés.

Se precisar de você, vai requisitar sua presença. Preserve o bebê e evite as superestimulações e situações que lhe são desconfortáveis. Elogie os esforços da criança, mesmo que ela não consiga os resultados esperados. Encoraje-o a tentar de novo, caso esteja confortável e tenha adquirido confiança para isso.

Quando o bebê chorar, atenda-o, mas faça isso sem movimentos bruscos, assustados e sem usar voz de "coitadinho", como se estivesse com pena do bebê ou sentindo culpa por ele estar chorando. Abaixe-se até a altura dele e atenda-o com tom de voz alegre, brincalhona e procurando entender do que o bebê realmente precisa. Se o bebê se acalmar com a sua atenção, distraia-o com brincadeiras e canções, sem pegá-lo no colo. Se perceber sinais de sono, leve-o para o ritual de diminuir a energia, dos "4S", antes de colocá-lo para dormir. Se for hora de mamar, alimente-o, pois ele deve estar com fome. Se ele não parar de chorar, pegue-o no colo e conforte-o com carinho e atenção.

Aprendendo com Sophia

Infelizmente deixei uma vez a Sophia chorando, um choro genuíno, por algum tempo sozinha no berço, e me arrependi muito. Eu estava cansada, com sono, fome e ela não queria ficar no berço, nem dormir. Além de não adiantar nada tê-la deixado chorando, pois ela não dormiu, percebi que nos momentos e até nos dias seguintes minha filha ficou insegura, confusa, chorona — queria ficar ainda mais no colo, não queria o berço e se tornou inconstante em seu sono.

Houve mesmo uma mudança negativa em seu comportamento, como se tivesse regredido, pois o elo de confiança entre nós tinha sido abalado. Quando isso acontece, os pais precisam ganhar novamente a confiança do filho, tendo atitudes que lhe expressem confiança, respondendo ao seu chamado e suprindo suas necessidades.

Superestimulação

Hoje em dia, a grande maioria dos bebês corre o risco de ficar superestimulada — tudo em razão dos inúmeros brinquedos pendurados no berço, no bebê conforto, na cadeirinha que balança, no tapete de brincadeira. São estímulos cheios de cores, sons e formatos que podem deixar o bebê irritado, agitado e confuso. Principalmente os bebês sensíveis e cheios de energia podem ficar superestimulados facilmente. Um bebê superestimulado fica mais irritado e cansado, o que o torna mais difícil de ser acalmado.

Quanto mais calmo o bebê ficar, melhor ele vai dormir e maior será o seu desenvolvimento cognitivo. Alguns bebês são mais sensíveis à estimulação; perceba, assim, o que agita e o que acalma o seu bebê e evite expô-lo a situações desconfortáveis e agressivas a ele, principalmente à tarde ou à noite.

Aprendendo com Sophia

Percebi esse superestímulo quando a Sophia já estava no terceiro mês de vida, e, então, deixei de colocá-la no tapete com inúmeros brinquedos depois das 17 h. Ela ficava extremamente irritada e excitada se ficasse muito tempo olhando os brinquedos pendurados, o que dificultava ainda mais prepará-la para o ritual do banho, acalmá-la e colocá-la para dormir.

Quando mudei o hábito de colocá-la para brincar no fim da tarde cheia de brinquedos estimulantes, logo percebi a diferença em seu comportamento noturno. Por isso, é muito importante os pais conviverem com seus filhos, aprenderem sobre sua personalidade, procurarem entender seus comportamentos e reações... pois é desta forma que algumas mudanças ocorrem: com uma simples alteração de hábitos.

Shantala

A Shantala é uma massagem que faz parte da cultura indiana. É um ensinamento passado de geração em geração, indicado para bebês a partir de um mês de vida.

A técnica foi batizada com este nome por causa do obstetra francês Frederick Leboyer, que, na década de 1970, após observar uma moça chamada Shantala massageando seu bebê de uma forma diferente, deu este nome à massagem. Frederick escreveu um livro sobre o assunto e, assim, a técnica começou a se popularizar.

Os benefícios dessa massagem são muitos. Entre eles, podemos destacar:

- reforça o vínculo das mães com os bebês;
- relaxa a criança e integra pais e filhos; e
- é capaz de aliviar cólicas, regularizar o sono, equilibrar o desenvolvimento psicomotor, acalmar e eliminar tensões do bebê.

Aprendendo com Sophia

A partir do primeiro mês de vida de Sophia, comecei a fazer a Shantala nela todos os dias antes do banho — era parte de nosso ritual noturno para prepará-la para dormir.

Ela sabia que o momento era só nosso quando entrávamos no quarto e eu ligava a música de ninar, tirava sua roupinha e começava a massageá-la. Eu podia sentir que ela interagia comigo, e era perceptível que Sophia desfrutava este momento, que lhe era agradável e a fazia se sentir bem.

Sophia ficava extremamente animada e feliz, e demonstrava, por meio de expressões físicas e verbais, sua animação e felicidade.

Acredito que antes do banho seja o melhor momento para se praticar a Shantala, pois o bebê já relaxa para tomar o banho, mamar e dormir.

As técnicas da Shantala podem *ser aprendidas através do livro de Frederick Leboyer, Shantala, uma arte tradicional: massagem para bebês (veja detalhes* em ***Referência bibliográfica****), ou em cursos específicos.*

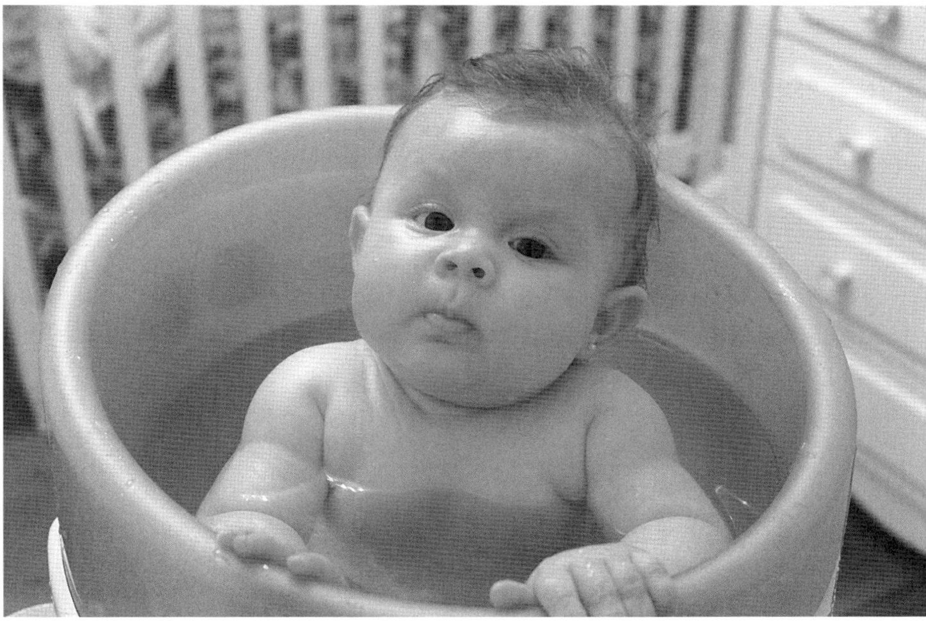

Sophia, 4 meses e 23 dias.

A hora do banho

Alguns recém-nascidos choram quando tomam banho, outros se acalmam e gostam da sensação de estar em contato com a água. A água é um ambiente conhecido dos bebês, já que eles passaram muitos meses envolvidos pelo líquido amniótico dentro da barriga da mãe. O ambiente do útero é tranquilo, aquoso e escuro. O que não acontece na banheira, por isso, alguns bebês, mesmo estando em contato com a água, choram ao tomar banho de banheira.

Uma ótima opção para dar banho em recém-nascidos é o banho de balde. De certa forma, o banho de balde pode reproduzir um pouco a fase aconchegante dentro do útero da mãe. No banho de balde, a criança fica numa posição bem parecida com a que ficava no útero. Perninhas e bracinhos encolhidos, seguros, o que não acontece em uma banheira comum. A água permanece por mais tempo quentinha e o pequeno pode ficar submerso do pescoço para baixo. Assim, o bebê fica mais tranquilo e chega até a dormir durante o banho.

O banho de balde é indicado para bebês desde o primeiro dia de vida até o momento que o bebê não couber confortavelmente dentro do balde. A partir daí, o banho pode ser dado na banheira.

Os pais que optarem pelo uso do balde devem pedir orientação ao pediatra para darem o banho de forma adequada, relaxante e sem riscos. Os pais precisam ficar atentos e segurar corretamente o recém-nascido, pois existe o risco de ele escorregar e se afogar.

Faça a higienização do bebê (como limpar o bumbum sujo de cocô) antes de colocá-lo no balde.

Alguns especialistas dizem que o balde específico para o banho de bebês é a melhor opção, já que tem uma segurança maior, não há risco de corte, ou derrapagem, pois há um melhor centro de gravidade. Além disso, um balde específico para este fim não libera substâncias tóxicas que prejudiquem o bebê como um balde comum pode liberar.

Alguns pais chegam a dar diversos banhos por dia no bebê. Principalmente se estiver quente. Mas estes banhos são mais simples, no início um pano úmido já resolve o problema e o bebê fica limpo e fresquinho. O banho de balde é diferente, deve ser morninho: temperatura que fique quentinha, mas confortável ao colocar o punho na água. O melhor horário para dar o banho no bebê é antes de dormir. Relaxa e ajuda o bebê a dormir tranquilamente. Além disso, pode aliviar a cólica e ajuda o bebê a soltar alguns gases. É importante manter a rotina na hora de dormir. Procure dar o banho no mesmo horário todos os dias para que o bebê se acostume com a rotina do sono. Isso influenciará de forma positiva o sono dele. Os pais agradecem!

Aprendendo com Sophia

No primeiro dia de vida, a Sophia tomou seu primeiro banho de balde. Ela simplesmente amava ficar lá dentro bem quentinha e relaxada. Ela chegava a dormir dentro do balde e sempre soltava gases quando a colocávamos na água.

A pediatra dela, Dra. Sandra Regina, nos orientou a enrolar a Sophia em uma fralda, segurá-la deitada sobre o antebraço, molhar sua cabeça, lavar o seu cabelo antes de colocá-la no balde. Isso já preparava ela para o banho. Ela ficava calma e já sabia o que aconteceria. Com o tempo, deixamos de enrolar a fraldinha e ela começou a ficar pesada para lavar o cabelo antes do banho. Começamos a fazer tudo no balde e ela já estava totalmente ambientada. Com 5 meses, ela já ficava sozinha no balde, mas começou a ficar apertado e desconfortável. A partir daí, passamos a dar banho de banheira nela. Ela se adaptou muito fácil a banheira e gostava de ficar dentro da água. Ela tem uma relação muito boa com a água.

Banho de sol

O leite materno fornece ao bebê vitamina D, que fica inativa no organismo. Para que essa vitamina se torne ativa, a fim de auxiliar na mineralização óssea, o bebê precisa tomar banho de sol. São os raios solares que transformam a vitamina D de inativa em ativa, para que haja uma melhor absorção do cálcio, fundamental para o desenvolvimento e crescimento dos ossos.

Prefira dar os banhos de sol nos horários antes das 10 h e depois das 16 h, sem protetor solar. Deixe o bebê tomar sol de 5 a 10 minutos, a partir de um mês, aumentando a exposição gradativamente até 15 minutos. Pode ser ao ar livre ou dentro de casa, desde que as janelas estejam abertas.

A falta de vitamina D na sua forma ativa pode causar raquitismo na criança, doença do tecido ósseo que ocorre durante a fase de crescimento, caracterizada por inadequada mineralização do osso.

As emoções do bebê e seus diferentes temperamentos

Achei muito interessante quando li no livro de Tracy Hogg e Melinda Blau que o bebê é um *ser emocional*. É muito difícil encontrar alguém que aborde as emoções da criança desde seu nascimento. Perceber o temperamento do bebê e entender suas emoções, expressões faciais, verbais, choros e gestos ajuda a suprir as suas necessidades de forma mais eficaz.

O bebê, desde o ventre, já nasce com a capacidade de experimentar emoções. Nos primeiros três meses isso ocorre de forma mais espontânea e incontrolável. O choro é o único meio de expressar suas emoções e necessidades (fome, sono, frio, calor, tédio, cansaço, desconforto ou dor). Aprender a interpretar estes choros é importante para suprir as necessidades do bebê. Além disso, uma rotina estruturada facilita, pois você sabe em que período do dia ele está, se é hora de dormir, comer ou mudar de atividade. Neste período da vida, se o choro é atendido, não causará nenhum dano futuro ao bebê.

A constituição emocional do bebê é determinada pela genética e pelo ambiente. O temperamento do bebê afeta seu sono, sua alimentação e sua maneira de se relacionar com os outros. Alguns bebês são mais sensíveis a mudanças, outros são desconfiados, se irritam e choram com facilidade; alguns dormem mais rapidamente, enquanto outros lutam contra o sono; uns choram com frequência, outros estão sempre em paz; uns são mais simpáticos e sorridentes, outros são mais tímidos e se assustam com estranhos; uns são mais adaptáveis a mudanças, outros se incomodam com lugares estranhos e mudanças na rotina; uns são fáceis de distrair, outros parecem inconsoláveis quando começam a chorar; uns são mais agressivos, outros são mais vocais; uns bebês mamam com mais eficiência e pegam o seio com mais facilidade que outros; uns gostam de brincar sozinhos, outros se sentem bem desde pequenos brincando com outras crianças; uns são mais extrovertidos e corajosos, outros precisam de mais tempo para se adaptar e explorar novas situações; uns são mais ativos e agitados, outros são mais calmos e dorminhocos; uns não se incomodam com barulho, outros se irritam com qualquer ruído; enfim cada bebê já nasce com um temperamento diferente que se expressa desde o nascimento.

Os pais podem intervir na natureza do bebê, estimulando habilidades e ensinando capacidades ao seu filho, mas não devem tentar mudar as emoções de um bebê — suas emoções devem ser respeitadas e apoiadas. O comportamento dos pais pode alterar os circuitos cerebrais do bebê. Eles podem influenciar de forma positiva ou negativa os filhos, modificando seus temperamentos inatos.

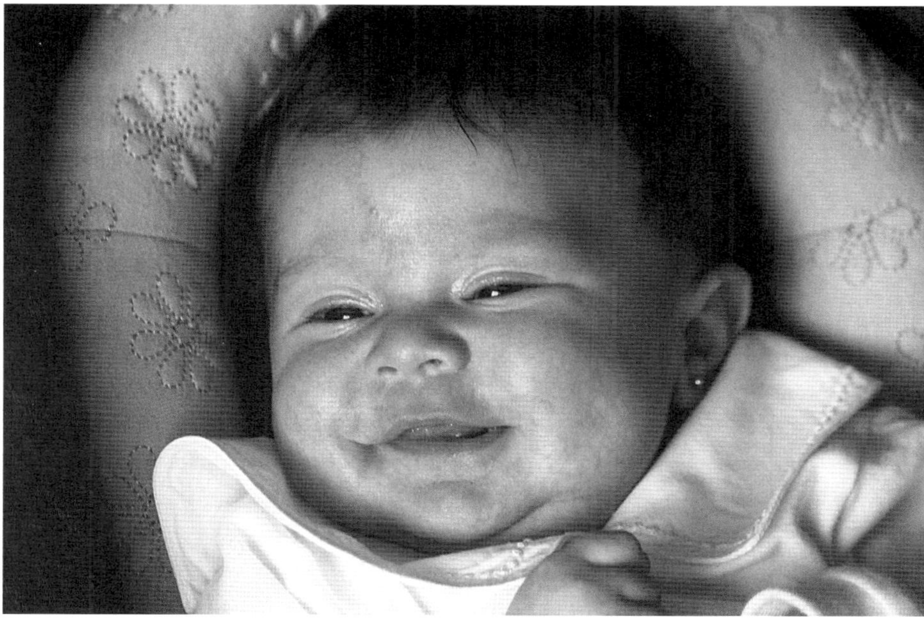

Sophia, 1 mês e 23 dias

A criança pode apresentar algumas dificuldades de desenvolvimento caso suas necessidades não sejam compreendidas e atendidas. Por outro lado, se bem assistida, a criança pode superar uma timidez, aprender a se acalmar, ter autocontrole, canalizar a energia para coisas boas e desenvolver capacidades sociais.

Já vimos que os bebês não são todos iguais e reagem a situações de diferentes maneiras. Para poder trabalhar o temperamento dos filhos, os pais precisam primeiro entendê-los e conhecê-los. Devem perceber quais são os fatores desencadeadores de emoções fortes e quais os que acalmam. A partir daí podem desenvolver estratégias para lidar com o temperamento do seu bebê. É importante que aceite seu bebê como ele é, procurando ajudá-lo a superar suas dificuldades e suprindo suas necessidades. Quando os pais intervêm em qualquer situação para ajudar o filho a lidar consigo mesmo, quando este necessita de ajuda, o bebê entende que eles estarão por perto para socorrê-lo nas situações difíceis e desconfortáveis.

Os pais precisam ter paciência e consistência para ajudar seus filhos a lidar com seus temperamentos de maneira positiva, exaltando as qualidades e fazendo com que eles aprendam a "dominar" suas deficiências.

Colocar limites, disciplinar com amor, ensinar habilidades para dormir e se acalmar, atender as necessidades, responder às comunicações verbais e corporais; enfim, trabalhar com a natureza de seu filho fará com que ele seja uma criança mais segura, confiante, que controle melhor suas emoções, que respeita o próximo e desenvolve melhor suas capacidades sociais.

Os bebês não devem ser forçados a sentir algo que não sentem, nem devem se adaptar a uma realidade emocional que não é a deles. Não exponha seu filho a situações que lhe sejam desconfortáveis — por exemplo, se ele se irrita com barulho, evite ruídos desnecessários; se ele não gosta de lugares novos, dê um tempo para ele crescer um pouco mais para conhecer novos espaços; se ele ainda não está preparado para brincar com outras crianças, respeite seu ritmo; se é explosivo e agitado, ajude-o a se acalmar antes que ele exploda; se ele reclama quando você muda a rotina, preserve o sono e as mamadas nos horários habituais; se ele fica superestimulado com alguns brinquedos ou iluminação forte, evite; se ele precisa mudar de posição o tempo todo, mude-o; respeite os limites e o temperamento do bebê e deixe que ele amadureça e se desenvolva mais um pouco para superar algumas dificuldades com a sua ajuda e apoio.

Os bebês não têm a capacidade de lidar com as próprias emoções, ainda não. Se seu filho perder o controle, ajude-o a se acalmar, aliás, ajude-o a não chegar a este ponto percebendo as situações críticas. Quando seu filho estiver agitado, tire-o do local e mude o foco, o cenário. Até ele se acalmar e controlar suas emoções, tente entender o que está sentindo, com o tempo ele poderá mudar. Se seu filho não estiver à vontade com uma situação, fique ao lado dele ou mude-o de local, pegue-o no colo, responda à sua necessidade de maneira positiva, procurando ajudá-lo.

Os bebês são capazes de captar as emoções daqueles que cuidam dele, de entender as situações. Por isso, cuidado com tudo que fala com o bebê e com tudo que faz na frente dele. Se você percebeu que algumas situações alteram o humor e o comportamento do bebê de forma negativa, evite expô-lo a estas situações.

Preserve seu filho e não queira que ele se comporte de uma maneira que vai contra o temperamento de sua natureza. Implante as mudanças e as novas situações de forma gradual, sempre ao lado dele, afinal ele ainda está em formação. Explique ao bebê tudo que você está fazendo e vai fazer. Não saia de fininho, escondido, não diga uma coisa e faça outra;

os bebés percebem estas coisas e isso atua de forma negativa em seu desenvolvimento. Seja sempre transparente com o seu bebê e ele será com você. Exercite a confiança.

Dos quatro aos seis meses

Conhecendo o mundo e a si mesmo

A partir do quarto mês de vida, o bebê começa a perceber o mundo, observa e olha tudo que está a sua volta, já entende melhor o ambiente e é muito curioso. Ele já mexe braços e pernas com mais rapidez e controle, segura melhor a cabeça e o corpinho, alguns já se viram e rolam com facilidade.

Os pais já conhecem melhor o seu bebê, as suas rotinas já estão mais bem estabelecidas, ou deveriam estar; eles já reconhecem seu temperamento, sensibilidades, dicas corporais; as cólicas e o refluxo — caso o bebê os tenha, tendem a diminuir bastante e o sono está mais contínuo.

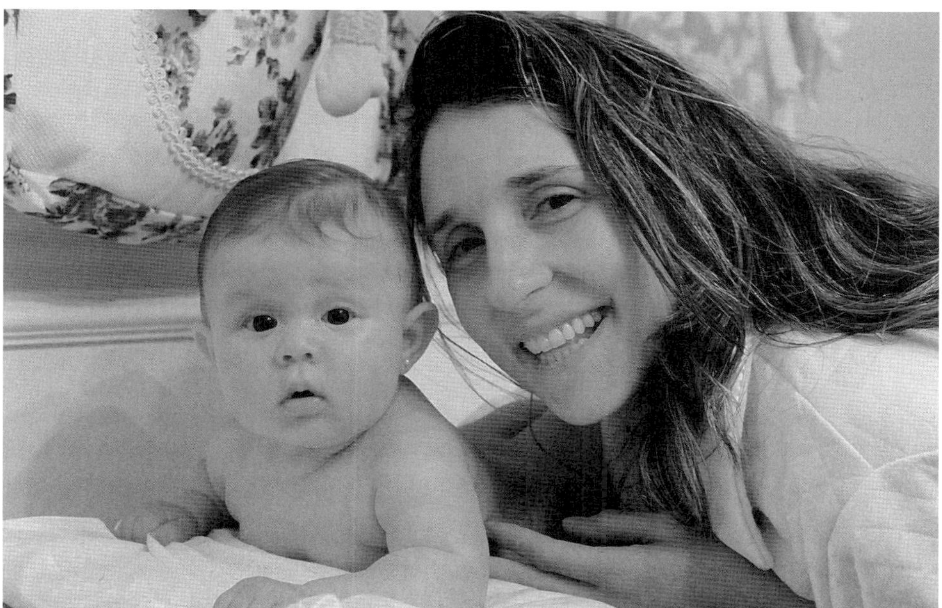

Sophia, 4 meses e 22 dias.

É muito gostoso poder acompanhar o crescimento e o desenvolvimento de uma criança. No caso dos bebês mais sensíveis, com cólicas e de temperamento forte, os pais devem aceitar e tentar lidar com isso da melhor maneira possível.

Aprendendo com Sophia

Foi muito gostoso ver a Sophia perceber seus dedinhos, mãos, pés.... Ela os mexia, olhava atentamente para eles, colocava-os na boca, como se estivesse descobrindo de fato seu corpo. Ela já conseguia alcançar os objetos, levá-los à boca, mudar algumas coisas de lugar e começou a se virar sozinha na cama.

Perto do quinto mês, Sophia já fazia bastante força para se sentar, inclinava a cabeça e as costas para frente como se pudesse fazer tudo sozinha. Eu a ajudava a sentar-se um pouco, apoiando-a pelas costas ou segurando suas mãos — aí, ela ficava toda feliz e animada com a nova posição. Olhava tudo a sua volta como se estivesse descobrindo um novo ângulo das coisas.

Com cinco meses, Sophia já ficava de bruços com tranquilidade, levantava a cabeça e olhava tudo com muito entusiasmo. Quando ficava cansada e a cabeça pesava, ela então reclamava um pouco. Fomos nós que a ensinamos a se desvirar.

Aproveite esses momentos de descoberta para estar com seu bebê... é maravilhoso e indescritível poder acompanhar seu filho crescendo e descobrindo o mundo.

Amamentação

A partir do quarto mês, a amamentação provavelmente já se tornou uma doce rotina na vida da mãe. O bebê está ficando mais desenvolvido, com mais habilidades e capacidades de locomoção. Neste momento, a produção de leite já está de acordo com o apetite do bebê, e ele mama com mais eficiência e tende a pegar o seio com mais facilidade.

As mamadas duram menos tempo, em torno de 10 a 20 minutos. O leite desce à medida que o bebê suga, por isso a mãe precisa deixar o bebê sugar — este é o estímulo maior para a produção de descida do leite. Às vezes, o leite leva alguns minutos para descer; os seios não ficam mais tão cheios como antes, porém, com o estímulo da sucção do bebê, o leite continua sendo suficiente para seu bom crescimento e desenvolvimento.

Nesta fase, caso tenham dúvidas se seu leite está suficiente para o bebê, estimule sua produção extraindo-o entre as mamadas, alimentando-se bem, bebendo muitos líquidos — principalmente água, e evitando exercícios físicos pesados. Uma dica para que o leite desça é entrar embaixo do chuveiro com água quente. O peso adequado do bebê também é um bom sinal de que seu leite é suficiente para um crescimento saudável.

Para saber se o bebê está ganhando peso adequadamente, leve-o todo mês ao pediatra para que ele acompanhe a curva de crescimento da criança. Perceba se o bebê vem chorando de fome com mais constância e em intervalos menores. Se tudo estiver normal, não há por que se preocupar com a quantidade de seu leite — e a qualidade do leite materno, posso garantir, será sempre excelente.

Alguns bebês até parecem desinteressados na hora de mamar, pois ficam mais atentos às coisas que estão a sua volta e parecem se distrair mais facilmente, porém isso é normal. Comer não é sua prioridade máxima; bastam algumas sucções e logo procuram algo para fazer; as atividades são mais interessantes que ficar sentadinho no colo da mãe, sem poder olhar nada a não ser o seio materno. Por isso, é importante amamentá-lo em um ambiente livre de distrações e barulhos. Prenda delicadamente os braços do neném para ele não ficar brincando e se distraindo, esquecendo de mamar. Reduza seus movimentos o máximo que conseguir, tudo delicadamente.

Aprendendo com Sophia

A Sophia não gostava que eu conversasse com outras pessoas enquanto amamentava. Ela se distraía com barulhos, muitas luzes e agitação. Logo ficava agitada, mexia as pernas, os braços, apertava meu seio com a mão, reclamava com gemidos e às vezes até chorava.

Por isso, eu sempre procurava um ambiente mais calmo para amamentá-la, dava o meu dedo para ela segurar e às vezes prendia levemente seu braço. Dessa forma ela ficava mais concentrada e conseguia mamar melhor e por mais tempo.

Sophia ficava satisfeita em média com 15 minutos de aleitamento, esvaziando meus dois seios com rapidez. Algumas vezes eu ficava preocupada pensando se ela havia mamado o suficiente, mas como mamava em média de 4 em 4 horas, isso era o necessário para ela se sentir bem e manter suas atividades diárias (dormir, tomar banho e brincar). Ela não chorava de fome desde que os horários das mamadas fossem preservados. Seu crescimento e desenvolvimento eram adequados.

Amamentei de forma exclusiva e frequente até os seis meses completos de Sophia. Depois mantive o aleitamento como complemento da alimentação sólida. Foi muito prazeroso ter este tempo com minha filha e vê-la crescer cheia de saúde. Amamentar foi uma delícia para mim, uma experiência incrível!

Tempo livre para os pais

A partir do quarto mês de vida do bebê, as mães já se sentem mais seguras e confiantes, pois conseguem fazer mais coisas para si mesmas. Podem se ausentar por um período maior, pois os horários das mamadas estão mais estabelecidos e espaçados. Porém, para se ausentar, a mãe precisa contar com alguém de confiança para cuidar do bebê. Caso precise se ausentar durante um período de mamada, tire o leite, armazene-o (veja a forma correta de armazenar o leite no Apêndice II, *Aleitamento*) e ofereça-o no copinho — esta é uma ótima oportunidade para começar a introduzir o copinho infantil.

Este tempo livre para a mãe é realmente muito importante, e deve ser buscado e conquistado. Se o bebê tiver uma rotina estruturada, é mais fácil coordenar seu "tempo livre".

Aprendendo com Sophia

Neste momento, quero fazer uma pausa bem grande e *agradecer muito meu marido, meus pais, minha tia Deyse, minha sogra, enfim os meus familiares.* Eles foram extremamente importantes para mim, pois, graças a eles, pude ter um tempo para fazer minhas atividades com tranquilidade, descansando a cabeça e recarregando minhas energias. Frequentemente, durante as sonecas de Sophia ou em seus períodos de atividades, eu podia contar com a presença deles para olhar minha filha.

Cada vez que conseguia fazer algo de que precisava — como ir ao cabeleireiro, nadar, tomar um banho, dormir ou responder aos meus e-mails com calma — me sentia renovada, com muito mais energia e cheia de amor para ficar com minha filha.

O que fazer com o seu bebê? Atividades propostas

Com quatro meses completos, o bebê já brinca mais sozinho, e consegue se distrair em média por uns 15 minutos, pelo menos, com alguns brinquedos próprios para sua idade. Já brinca na cadeirinha, no berço, nos tapetes de brincadeira ou no carrinho.

Aprendendo com Sophia

A Sophia gostava de um tapete de brincadeira, cheio de coisas penduradas, que meu pai deu para ela, apesar de querer colocar tudo na boca e ficar brava quando não conseguia.

Ali ela conseguia passar alguns minutos e isso me dava um pouco de tempo para desempenhar algumas atividades na casa.

Eu chamo a fase a partir dos quatro meses de *fase do chiclete* — pelo menos com a Sophia foi assim, pois ela queria colo, principalmente o da mãe, todo o tempo.

Às vezes era difícil até de ir ao banheiro, pois eu não gostava de deixá-la chorando no berço, na cama, na cadeirinha, nem em lugar algum. Ela ficava poucos minutos no tapete brincando, outros na cadeirinha, e já queria colo. Aí, eu a colocava no berço, depois no trocador... e ia fazendo isso o dia inteiro, passeando com ela pela casa, podendo perceber que Sophia ia observando tudo ao seu redor. Fazia um rodízio dos locais e das atividades de que ela gostava ou que conseguia realizar.

Por outro lado, ela também amava brincar com a família toda; procurava chamar nossa atenção para brincarmos com ela. Já achava graça nas coisas, e dava umas gargalhadas deliciosas.

Ela sempre foi uma criança muito alegre, de dar risadinhas facilmente. Ela gostava que fizéssemos cócegas nela e das farras que tramávamos juntas.

Quando queria que a pegássemos no colo, levantava e balançava os bracinhos e as perninhas, e reclamava sempre se demorássemos. Ela ainda tem um sorriso delicioso e cativante — que fase gostosa e... grudenta!

Quando comecei a estruturar a rotina da Sophia a partir dos quatro meses e meio ela começou a ficar mais independente. Já brincava um pouco mais feliz sem alguém por perto o tempo todo. Passou a ter um período de atividade bom para sua idade, intercalando com os períodos de mamada e sono. Ela era uma bebê mais descansada, pois estava conseguindo ter regularidade no seu sono diurno, além do sono noturno. Mas, por mais que eu tentasse, Sophia nunca foi de brincar por muito tempo sozinha; ela sempre gostava de alguém por perto para dividir as descobertas, para lhe fazer companhia. Ela reclamava de ficar sozinha, chorava mesmo. Por isso, sempre procurei ficar por perto, brincando e dividindo com ela seu tempo de atividade, seja passeando, seja em casa.

Nesta fase, a criança começa a ter ainda maior mobilidade e a interagir mais com o ambiente, pessoas e objetos. Ela se distrai com mais facilidade e já fica em posições diferentes. Quer colocar tudo na boca, pois conhece os objetos e o mundo através da via oral. Vira para os dois lados, de bruços, começa a sentar, tenta levantar o corpinho, mexe bem braços e pernas, pega objetos e muda-os de lugar. Presta atenção na TV, nas pessoas e em qualquer movimento a sua volta.

O bebê gasta muito mais energia em razão de seus movimentos, e, consequentemente, sente-se mais cansado, sente mais fome, precisa de um sono diurno e noturno regulares para repor suas energias e descansar.

Os pais devem tomar cuidado para não deixar o bebê muito cansado e estimulado, pois, quando chegar o horário da soneca, ficará mais difícil acalmá-lo. Devem prestar atenção aos sinais do sono para agir rapidamente, sem exceder nas atividades, estímulos e movimentos. Cabe aos pais também conduzir a criança até o sono, mesmo que ela relute um pouco. Tenha sempre um ritual para acalmar o bebê: uma música de ninar, diminuir a iluminação, falar mais suavemente com a criança, não fazer brincadeiras agitadas, dar um banho morno no bebê, fazer massagem (Shatala), eliminar os barulhos desnecessários...

Aprendendo com Sophia

A Sophia começou a se virar de bruços quando estava para completar cinco meses — ela se sentia extremamente importante e fazia muita força para virar totalmente o corpo e ficar de barriga para baixo.

Quando estava de bruços, apoiava as mãos, levantava a cabeça, e tentava mexer as pernas como se quisesse sair do lugar. Se ficasse cansada choramingava, pois ainda não conseguia se desvirar.

Fomos estimulando-a para que pudesse aprender a se desvirar sozinha. Percebi que, neste período, Sophia ficava mais cansada, mamava mais, tinha mais fome (sempre esvaziava os dois seios) e à noite dormia com extrema facilidade. Ela gastava muita energia com as novas atividades. Fazia bastante força para estar em posições novas e realizar novos movimentos. Apesar de dormir mais rapidamente à noite, ela tinha mais dificuldade para tirar as sonecas da manhã e da tarde, resistia o máximo que conseguia. Isso porque ela sempre estava excitada, agitada e estimulada, mesmo depois de tentarmos baixar sua energia por algum tempo. Ela ficava muito entusiasmada com as novas descobertas, movimentos e posições, não queria perder nada. Wueislly e eu tínhamos de ser bastante firmes para colocá-la para dormir nas sonecas da manhã e da tarde.

Quando Sophia estava perto de completar seis meses, ela já brincava e interagia muito conosco. Dava gargalhadas, gostava de farra, prestava atenção em tudo, e era muito curiosa, conseguindo brincar bem com alguns brinquedos e conosco. Respondia a estímulos e já conhecia nossas brincadeiras. É uma fase divertida e deliciosa de descobertas, cumplicidade e união entre os pais e o bebê.

Hábitos de sono

Ainda segundo Tracy Hogg, uma das autoras do livro *A encantadora de bebês: resolve todos os seus problemas*, para bebês entre três e seis meses, os pais primeiro devem fazer o método dos “4S”, como explicado anteriormente. Caso o bebê chore quando for colocado no berço, um dos pais deve tentar confortá-lo, sem tirá-lo do berço, com palavras de carinho e colocando a mão suavemente em suas costas. Se ele não se acalmar e continuar chorando, pegue-o no colo devagar, porém recoloque-o no berço no segundo que ele parar de chorar, nem um segundo a mais. O bebê deve ser confortado e não ninado; ele deve aprender a se acalmar e a dormir em seu berço.

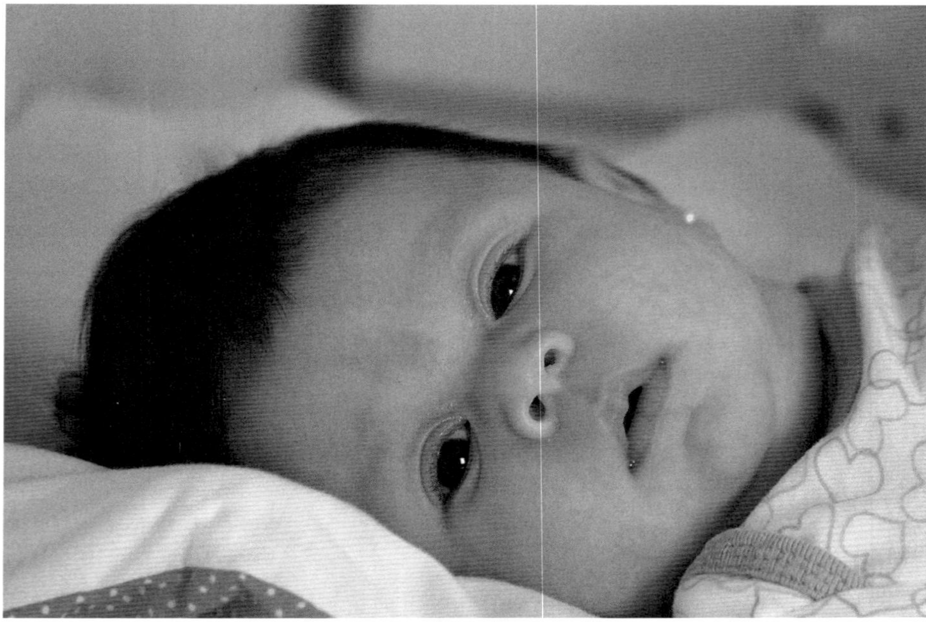

Sophia no berço.

Caso ele chore novamente, tente acalmá-lo e, se não resolver, leve-o de novo ao colo. Se ele arquear as costas e empurrar você com as mãos, coloque-o no berço — não se deve lutar com o bebê enquanto ele chora, coloque-o no berço. Continue com o contato físico, tentando acalmá-lo no berço, com uma mão suavemente nas costas e outra na barriga. Fique com ele e diga que está na hora de dormir e você estará ali quando ele acordar. Repita o método todo até ele se acalmar. É preciso muita paciência, mas tende a dar bons resultados. E não leve para o lado pessoal; o bebê está frustrado por não conseguir se acalmar, ele só precisa de ajuda e conforto para dormir sozinho. Faça isso com persistência, paciência e constância até ele se acalmar e dormir ou até dar o horário da próxima mamada.

Às vezes bastam 5 minutos para ele dormir, outras vezes (principalmente nas primeiras vezes) até 2 horas — todo o horário da soneca pode ser perdido em tentativas e daí já está na hora da mamada.

É importante que não deixe passar a hora da mamada, mesmo que o bebê esteja com sono ou dormindo, acorde-o. Depois de mamar, não o deixe dormir, faça alguma atividade leve e suave com ele e só depois tente o "PUPD" — como visto anteriormente — para a próxima soneca.

O ideal é que as sonecas durem em média de 1h15 a 2 horas. Caso o bebê acorde e chore antes de 1h de sono, faça o "PUPD" para tentar fazê-lo dormir de novo ou até chegar o horário da próxima mamada. Isso porque os bebês têm ciclos de 45 minutos de sono, passando por sono pesado e leve durante cada ciclo. Alguns bebês não conseguem passar de um ciclo para outro sozinhos e precisam da nossa ajuda para voltar a dormir. Com o tempo, eles tendem a aprender que precisam dormir mais e passam para o próximo ciclo sozinhos, dormindo pelo menos 1h15 em cada soneca.

Se o bebê acordar e não chorar, dê tempo para ver se ele adormece sozinho, só entre no quarto se ele chorar mesmo. Mas tenha bom senso, caso perceba que o bebê já dormiu 45 minutos e acordou realmente descansado, feliz e brincando, e você não identifica sinais de sono, então brinque com ele até o horário da próxima mamada.

Não desista, seja persistente, por mais difícil que seja no começo. Na sua grande maioria, à medida que o bebê perceber o método, você terá de fazer o "PUPD" por menos tempo. Uns bebés aprendem mais rápido que outros; depende do temperamento, da idade e dos hábitos de sono já enraizados no bebê. Sempre há recaídas — quando parece que o bebê entrou no ritmo, ele desaprende e muda tudo. Mantenha a consistência, não volte aos antigos hábitos, você vai colher os frutos destes ensinamentos.

Alguns bebês são mais difíceis para se acalmar e dormir, são menos abertos a mudanças, mais agitados e inquietos. Tenha paciência e seja persistente e consistente. Eles precisam de mais tempo para aprender a dormir e se adaptar com a rotina. Caso você esteja ficando nervoso, sem paciência ou propenso a ceder aos hábitos antigos, conte até 10, e, se precisar, peça ajuda de alguém que conheça bem o bebê e possa continuar a técnica para você, de preferência o pai, a mãe, o vovô, a vovó, a titia, etc.

Aprendendo com Sophia

Quando Sophia estava com três meses e meio, dei-me conta de que havia desenvolvido alguns hábitos de sono nela que não pretendo desenvolver nos meus próximos filhos. Sophia não sabia dormir nem se acalmar sozinha, ela precisava ser ninada, ou mamar para dormir. Isso fazia com que ela dependesse muito de alguém, principalmente da mãe e do pai, para ajudá-la a pegar no sono, fazê-la dormir — e ainda assim não era fácil.

Mesmo quando ela estava muito cansada, precisávamos ajudá-la a dormir e relaxar ninando ou dando de mamar. Durante a noite, ela dormia bem no berço, a noite toda, mas durante o dia só queria dormir no colo ou mamando, isso quando dormia. Sophia estava ficando cada vez mais pesada, e era difícil ficar com ela no colo ninando-a para dormir.

Era só colocá-la para dormir em outro lugar que não o colo, que ela acordava imediatamente. Fiquei frustrada e angustiada com esta situação, pois Sophia ficava chorona, manhosa e irritada quando não conseguia tirar suas sonecas durante o dia. Ela não tinha uma rotina estruturada de mamadas, atividades nem de sonecas. A maior parte do dia passava acordada e ficava exausta com isso. Queria mudar esta realidade; como mãe não estava feliz e realizada, pois via minha filha cansada e exausta com frequência.

Foi então que apliquei o método que havia lido no livro de Tracy Hogg e Melinda Blau, como já relatei anteriormente.

As técnicas propostas neste livro realmente funcionaram para nós, apesar de, no começo, não ter sido nada fácil. Com muita persistência, consistência e apoio de meu marido, nós conseguimos colocar a grande maioria das sugestões em prática, o que fez com que os hábitos de sono diurnos e noturnos de Sophia melhorassem muito. Foi perceptível e visível o resultado positivo do aprendizado em nossa filha.

Ela passou a dormir melhor, mais tranquila, por mais tempo e sempre no berço. Usamos o método "PUPD" (Pick up Put down — pegar no colo e colocar no berço), que é indicado para crianças acima de três meses. É uma ferramenta de ensino, e, também, um método de adequação da rotina de sono. A criança é ensinada a não depender dos pais, nem de nenhum acessório para dormir, e, o melhor de tudo, não se sente abandonada e aprende a dormir no berço, gosta de dormir no berço. Sophia pedia para ir dormir — era claro para nós o momento de levá-la para o quarto. Ela coçava os olhos, esfregava o rosto e a cabeça em nós, seus olhinhos ficavam vermelhos, fundos, e ela choramingava. Neste momento, a levávamos para o quarto, fechávamos a janela e começávamos o ritual de diminuir a energia. Ela, então, percebia o que estava por vir, sabia que iria dormir, já entendia o ritual — e às vezes reclamava um pouco, resistia, mas cada vez essa resistência durava menos tempo. O período mais difícil para ela era na soneca da tarde ou quando acordava da soneca antes de 1 hora e ainda estava com sono — aí tínhamos que persistir mais no método para fazê-la dormir, mas funcionava e valia a pena; ela dormia mais um pouco e acordava uma criança feliz e disposta para mamar e brincar.

Dentes

Os bebês ficam extremamente incomodados quando a gengiva começa a coçar. Mesmo se a gengiva começar a coçar com três ou quatro meses, às vezes demoram meses para os primeiros dentes aparecerem. Isso torna a espera cada vez mais difícil e irritante para os pequeninos e para as mães. O bebê fica sensível, irritadiço e pode ter febre. A criança pode babar bastante, perder o apetite, ter o sono interrompido e precisa se hidratar mais, pois, quando baba perde saliva, perdendo líquido.

O bebê tende a colocar tudo na boca, inclusive as próprias mãos, como se quisesse raspar a gengiva e aliviar o incômodo e a coceira.

Existem alguns mordedores feitos especificamente para ajudar neste período. Prefira os de silicone e com cerdas, que são mais macios, mais fáceis de manipular e lavar e ajudam a coçar mais a gengiva. Dê para a criança caso ela já tenha um controle bom com as mãos, caso não tenha ajude-a a massagear as próprias gengivas. Para aliviar ainda mais o incômodo, coloque os mordedores, principalmente os que têm água no seu interior, no freezer ou geladeira. Quando o bebê for utilizá-los vai sentir alívio com o frescor do geladinho do mordedor.

Lave-os com frequência — pelo menos uma vez por semana. Para ajudar na limpeza, deixe os brinquedos e mordedores de molho em água com solução de hidrosteril (seguir o modo de uso sugerido no produto), e procure ver outras sugestões de lavagem nas embalagens do produto. Os brinquedos de pilha ou à bateria não devem ficar de molho na água, para não estragar. Esses brinquedos devem ser limpos com pano embebido em álcool 70%.

É importante limpar bem os mordedores e brinquedos, pois o bebê os coloca na boca o tempo todo, e qualquer bactéria ou vírus que entra no organismo da criança pode ocasionar febre ou doenças.

As emoções e temperamentos

Nesta fase, a partir dos quatro meses, o bebê começa a sentir e a se comunicar por meio de expressões faciais, corporais e verbais, não apenas por meio do choro. Ele já reconhece rostos e lugares familiares, interage com o ambiente. Ele se torna um ser emocional e social, expressando suas preferências, vontades e “medos”. Pode se assustar com pessoas e lugares estranhos. Aprender a conhecer a temperamento do seu bebê ajuda muito na convivência e na identificação de suas necessidades.

Volta ao trabalho – fim da licença-maternidade

Em geral, as mulheres precisam voltar a trabalhar quando a criança está com quatro, cinco ou seis meses de vida. Isso pode gerar conflitos e mudanças na rotina do bebê. Por isso, os pais precisam treinar bem a pessoa que ficará responsável pela criança, para que ela mantenha a rotina do bebê, sem provocar mudanças desnecessárias e bruscas.

Caso a mãe tenha de parar de amamentar o bebê durante o dia, deve tentar tirar seu próprio leite para que a criança continue recebendo leite materno como alimento exclusivo até seis meses, para depois iniciar a introdução alimentar com a manutenção do aleitamento nos horários das mamadas da manhã e da noite.

Outra questão importante é que o leite deve ser preferencialmente dado no copinho e não na mamadeira. Para a criança se adaptar ao copinho, o cuidador vai precisar ter muita paciência para ajudá-la até ter completo domínio. Além disso, é importante que a mãe mantenha pelo menos a mamada da manhã e da noite no seio.

Não se deve mudar a rotina de sono do bebê; ele não deve ser mantido acordado fora da sua rotina para que os pais possam vê-lo quando chegarem do trabalho, ao contrário, os pais é que devem tentar chegar mais cedo para pegar seu bebê ainda acordado dentro da rotina dele. Um momento gostoso para estarem juntos é na hora do banho, na hora da historinha, no final do dia e na última mamada antes de dormir.

Independentemente de quem for cuidar do bebê, esta pessoa deve estar ciente do seu temperamento, seus horários de sono e mamada, do que ele gosta, do que ele não gosta, o que o superestimula, o que o acalma, seus brinquedos preferidos, funcionamento do seu intestino. Enfim deve estar ciente de todas as informações referentes ao bebê para que ele não sinta tanto a ausência da mãe e fique mais confortável durante o dia, evitando situações de descontrole emocional.

Quando você deixar seu filho aos cuidados de alguém, é muito importante que esta pessoa seja apresentada ao bebê como alguém capaz de cuidar dele e que seja divertido. Use o tom de voz apropriado, firme, confiante e feliz, sem sentimento de culpa ou tristeza. Fale que vai sair ou vai trabalhar e já volta e que ele terá um tempo muito gostoso e divertido com o papai, com a vovó, com o vovô, ou com a babá. Não saia escondido, não engane a criança, fale a verdade, converse com ela e mostre que você está saindo. Quando chegar, caso o bebê esteja acordado, faça festinha para ele e diga: "A mamãe estava com saudades, a mamãe sai, mas volta e você teve um dia delicioso com a vovó, vovô, titia, babá...".

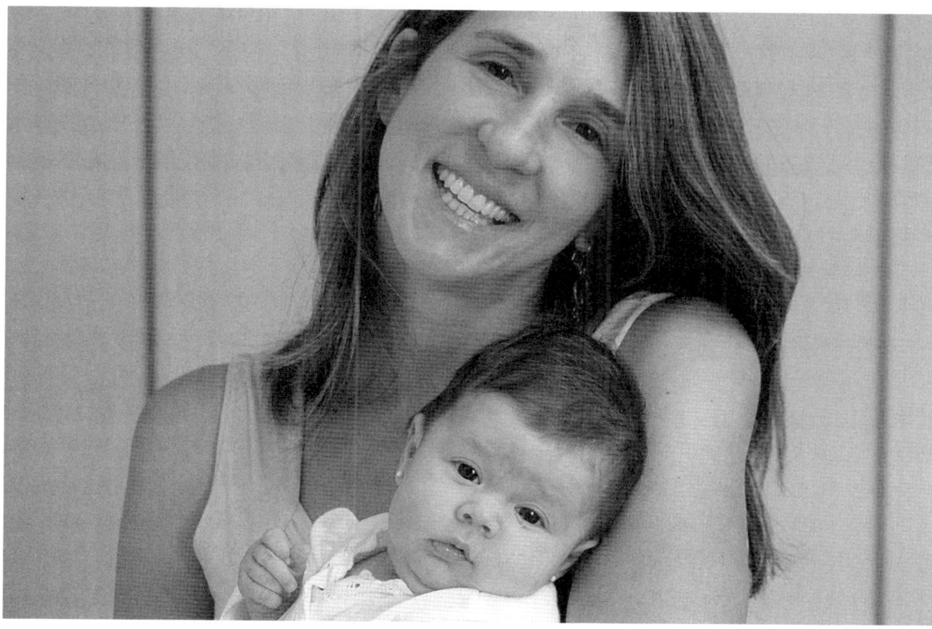

Natalia e Sophia.

Apêndice 1

Hábitos Maternos Saudáveis, Gestação Saudável e Filhos Saudáveis

Neste livro procurei passar conceitos, conhecimentos e dicas importantes para o período gestacional e lactação, visando ao bem-estar dos pais e do bebê. A mulher gestante precisa e sente necessidade de se preocupar de forma especial com vários aspectos de sua vida, inclusive com a sua alimentação e a do bebê.

Seus hábitos e ações diários vão influenciar diretamente o progresso da gestação, da lactação e, consequentemente, do crescimento e desenvolvimento do bebê. A mulher fica mais sensível, passa por alterações físicas, musculares, hormonais, de humor, paladar e olfato, necessitando de cuidados e orientações específicas.

Durante nove meses, a mulher se prepara para a chegada de seu filho, depois precisa se preparar para alimentar seu bebê e cuidar dele, o que é uma grande responsabilidade.

Tornar-se mãe é um aprendizado contínuo e infinito. Cada minuto que passo com minha filha me dá mais certeza de que a maternidade é uma experiência única, maravilhosa e cheia de desafios. O bebê precisa ser ensinado, percebido, orientado e conduzido em suas descobertas. É um ser delicado, frágil, mas esperto, totalmente dependente dos pais. Ser mãe exige aprendizado, dedicação, disponibilidade, atenção, paciência, muito amor e entrega. Para este papel de mãe, as recompensas são inúmeras e impossíveis de ser mensuradas.

O ato de amamentar é um presente de Deus para a mulher; mesmo que, no início, as coisas não sejam fáceis, vale a pena enfrentá-las para colher os frutos que a amamentação proporciona no desenvolvimento do bebê e da mãe. Amamentar a Sophia de forma exclusiva e frequente nos seus primeiros seis meses de vida foi uma experiência incrível. Estivemos juntas em todas as suas refeições, e isso foi um privilégio para nós duas. Depois mantive o aleitamento como complemento da alimentação sólida, uma maravilha!

Assim, é preciso que a mulher cuide sempre de sua alimentação, pois isso terá uma influência positiva sobre o progresso da gestação e da lactação. A mulher bem cuidada terá mais energia e saúde, e ficará mais apta a cuidar e alimentar seu bebê, acompanhando seu desenvolvimento para a vida toda.

Apêndice II

Alimentação *versus* Recomendações Nutricionais

Priorizar qualidade

A alimentação para todos os indivíduos deve ser equilibrada, harmônica, diversificada e fracionada. É preciso manter sempre o equilíbrio entre volume e necessidades nutricionais. Na gestação e no aleitamento, essas recomendações ficam ainda mais evidentes e necessárias. A mulher precisa estar atenta a sua condição física e nutricional. O peso do bebê ao nascer, na maioria das vezes, tem relação direta ao ganho de peso da mãe durante a gestação. Após o nascimento, seu crescimento e desenvolvimento dependem do sucesso do aleitamento e de uma alimentação adequada da mãe.

Tudo o que a mãe come influencia diretamente o desenvolvimento de seu bebê. No primeiro trimestre, a ingestão alimentar às vezes é prejudicada devido aos enjoos e mal-estares gestacionais. E, ainda assim, é preciso levar em conta que é neste período que há um rápido crescimento do feto e uma grande proliferação celular, além também do desenvolvimento da parte cerebral, o tubo neural. Por isso, é importante a suplementação com ácido fólico e um bom aporte nutricional por meio da alimentação. No segundo e terceiro trimestres e na lactação, o apetite da mulher aumenta, e, nesses períodos, é preciso se preocupar muito com a qualidade da alimentação, pois o que é ingerido afeta não só o desenvolvimento e crescimento do bebê como também a formação de seu olfato e paladar.

A energia para as atividades do dia a dia vem dos macronutrientes (carboidratos, proteínas e gorduras); eles que fornecem as calorias necessárias para nosso corpo executar suas tarefas diárias. Os micronutrientes (vitaminas e minerais) complementam a alimentação, garantindo o bom funcionamento e equilíbrio dos órgãos e sistemas do organismo. Para se ter uma alimentação adequada deve-se ingerir de modo regular e equilibrado tanto os macros quanto os micronutrientes, a fim de suprir as necessidades fisiológicas e metabólicas do corpo.

A importância dos alimentos

Carboidratos

A base da alimentação deve ser composta por carboidratos, pois este é o nutriente responsável por fornecer energia ao organismo. Este grupo é dividido em carboidratos simples e complexos. Os simples são os açúcares, o mel, o agave e o melado. Os complexos são os cereais (trigo integral, aveia, quinoa, arroz integral, aveia, milho, etc.), as frutas, os legumes e os tubérculos (mandioca, batata, inhame, batata-doce, mandioquinha e cará).

Os carboidratos complexos integrais são ricos em fibras solúveis e insolúveis que contribuem para o bom funcionamento do intestino, prolongam a saciedade e não alteram a glicemia rapidamente, além de terem menor índice glicêmico. Os complexos são os mais indicados para o consumo e devem fazer parte de 60% das calorias totais da dieta diária. Os carboidratos simples devem ser evitados, pois têm alto índice glicêmico e podem afetar rapidamente de forma negativa a glicemia – o que não é bom, principalmente na gestação.

É importante haver uma ingestão suficiente de carboidratos complexos, pois uma alimentação pobre em carboidratos pode fazer com que a gestante ou a nutriz sinta-se mais cansada e sem energia para suas atividades diárias e para cuidar do bebê. Além disso, o carboidrato é o combustível para o bom funcionamento cerebral e, ainda, fornece energia para o bebê.

Proteínas

A proteína é outro macronutriente alimentar importante, que desempenha papel fundamental durante a gestação e o aleitamento. As proteínas são formadas por aminoácidos, os responsáveis pela formação dos tecidos do corpo, os músculos, anticorpos e pela proliferação celular no útero, mama e placenta. Esta proliferação é intensa durante os nove meses de gravidez, e por isso a necessidade proteica aumenta significativamente nesse período gestacional.

No aleitamento, as proteínas são importantes para a produção de leite materno, que será o alimento exclusivo do bebê nos seus primeiros 6 meses de vida e de forma completar até os 2 anos. O leite é um alimento proteico e precisa de proteínas para ser produzido.

As proteínas podem ser divididas em dois grupos: as de origem animal e as de origem vegetal. Os alimentos proteicos de origem animal são as carnes, queijos, ovos e leite e derivados. Os de origem vegetal são as castanhas (oleaginosas), cereais, sementes e leguminosas (feijões, grão-de-bico, lentilha, soja, etc.).

As proteínas de origem animal são consideradas de alto valor biológico, pois contêm todos os aminoácidos essenciais para o organismo, além de serem fonte de ferro, vitamina B12 e zinco. Dentre as proteínas de origem animal, considero o ovo caipira uma das melhores fontes proteicas, pois, além de ser rico em aminoácidos essenciais (aqueles de que o corpo precisa obter pela ingestão alimentar, o organismo não os produz), ele possui nutrientes que previnem degeneração macular, auxiliam na manutenção da memória e são importantes para a formação cerebral.

As proteínas de origem vegetal são de mais fácil digestão do que as de origem animal. Também fornecem importantes nutrientes para o organismo, como vitaminas do complexo B, magnésio, zinco, potássio, selênio, ferro e cálcio. Dentre as melhores fontes estão leguminosas, cereais, castanhas, sementes, soja e derivados. A combinação de um cereal com uma leguminosa, como, por exemplo, o arroz com feijão, fornece todos os aminoácidos essenciais ao organismo sem a necessidade da ingestão de nenhuma proteína de origem animal.

Os alimentos proteicos devem representar de 10% a 15% da quantidade total das calorias diárias ou 0,8g/kg de peso. Mesmo as gestantes e lactantes não precisam ingerir uma grande quantidade de proteína para suprir suas necessidades nutricionais; pelo contrário, o excesso de proteínas pode levar a problemas renais. Se o excesso for de proteínas animais, os prejuízos podem ser maiores – além de problemas renais, a gestante ou lactante pode ter problemas de colesterol, ácido úrico, cardíacos, maior perda de cálcio pela urina e menor ingestão de fibras, já que os alimentos proteicos de origem animal são ricos em colesterol, têm menos fibras, são ricos em gordura saturada e podem acidificar o ph sanguíneo.

Gorduras

O grupo das gorduras é o terceiro grupo principal da alimentação; elas fornecem energia para a mãe, são importantes para a produção de hormônios e auxiliam no transporte de vitaminas lipossolúveis (A, K, E e D).

As gorduras são divididas entre saturadas, insaturadas, colesterol e gordura trans. As saturadas estão presentes nas banhas, manteigas, pele de frango, gorduras da carne, creme de leite e leite integral; elas são ruins para o organismo e devem ser evitadas. As insaturadas são consideradas de boa qualidade nutricional e podem ser divididas entre poli e monoinsaturadas. As gorduras W3, W6 e W9 auxiliam na redução dos riscos de doenças cardiovasculares e melhoram a circulação sanguínea. As principais fontes destas gorduras são as castanhas, sementes, abacate, peixes de águas frias – como salmão, atum e sardinha –, azeite e óleos vegetais.

Outro composto que faz parte do grupo das gorduras é o colesterol, que pode ser encontrado na gema do ovo, nas carnes, nas vísceras e na manteiga. Em excesso, ele pode comprometer as artérias e veias, prejudicando a circulação do sangue – assim, o ideal é que estes alimentos sejam comidos com moderação.

A gordura trans é a mais prejudicial dentre o grupo das gorduras. Ela é proveniente da hidrogenação dos óleos vegetais. Pesquisas mostram que a gordura trans é responsável pelo aumento de gordura na região do abdômen, aumentando os fatores de risco para doenças cardiovasculares. Essa gordura tem sido acrescida a vários alimentos industrializados com o objetivo de aumentar seus prazos de validade, melhorar seu sabor e textura. Ela está presente em salgadinhos, bolachas, doces, sorvetes, alimentos congelados, industrializados, frituras e cremes vegetais. Devido às suas péssimas características nutricionais estes alimentos devem ser evitados.

As gorduras devem estar presentes em até 30% do valor calórico da dieta, e as gestantes e lactantes devem dar sempre preferência para as de boa qualidade nutricional, como as gorduras mono e as poli-insaturadas.

Dicas para uma boa alimentação

Somente a ingestão dos macronutrientes não garante a saúde. Alcançar as necessidades diárias de micronutrientes (vitaminas e minerais) é vital para o bom funcionamento do organismo da gestante e da nutriz. O profissional nutricionista ou nutrólogo, por meio de avaliação dietética, clínica, antropométrica e bioquímica, orientará de forma individualizada a alimentação de cada gestante e lactante, com o objetivo de suprir todas as necessidades do organismo da mãe e de seu bebê; considerando as recomendações diárias de todos nutrientes (carboidratos, proteínas, gorduras, vitaminas e minerais). Reforço aqui que isso é importante mesmo que a mulher esteja tomando algum suplemento nutricional (veja o Apêndice IV, com os principais micronutrientes, suas fontes e funções).

Descrevo a seguir, na Tabela I.1, um cardápio de 1.800 Kcal direcionado às necessidades diárias de gestantes e nutrizes clinicamente saudáveis. As particularidades e individualidades clínicas e fisiológicas devem ser tratadas diretamente por um profissional nutricionista ou nutrólogo.

TABELA I.1 SUGESTÃO DE CARDÁPIO

Refeição	Quantidade	Porção	Alimento
Desjejum	1	Fatia média	Mamão papaia
	1	Unidade	Banana
	4	Colheres de sopa	Granola
	1	Colher de sopa	Linhaça triturada
	1	Colher de sopa	Gergelim triturado
	1	Colher de sopa	Melado
	1	Copo	Suco de luz*
Lanche	2	Unidades	Castanha do Brasil
	1	Unidade	Pera
	1	Copo	Água de coco fresca

Refeição	Quantidade	Porção	Alimento
Almoço	2	Colheres de sopa	Cenoura ralada
	1	Prato raso	Folhas verde-escuras
	2	Rodelas médias	Tomate
	2	Colheres de sopa	Repolho cru ralado
	4	Colheres de sopa	Arroz integral cozido
	2	Conchas médias	Feijão-preto
	2	Colheres de sopa	Couve cozida
	1	Colher de sobremesa	Hortelã
	1	Colher de sobremesa	Azeite extravirgem
Lanche	1	Copo	Água de coco
	1	Tigela média	Açaí
	2	Colheres de sopa	Aveia
	1	Colher de sopa	Flocos de quinoa
	1	Colher de sopa	Flocos de amaranto
Jantar	2	Colheres de sopa	Arroz integral cozido
	1	Unidade (2 ovos caipiras)	Omelete
	4	Flores	Brócolis cozido
	1	Prato raso	Folhas verde-escuras
	1	Colher de sopa	Azeite extravirgem
	2	Rodelas	Abóbora cozida
Ceia	1	Xícara de chá	Bebida de arroz
	1	Unidade	Maçã
	4	Unidades	Sequilhos

Essa sugestão de cardápio tem como composição nutricional[1]:

- calorias totais: 1.800 Kcal;
- proteína: 15%;
- carboidrato: 62%; e
- lipídeos: 23%.

[1] Cálculos SAN – Sistema de Apoio à Nutrição, 2011.

*Receita do suco de luz:

- 1 folha de couve
- 1 cenoura média
- 2 maçãs médias
- 1/2 beterraba média
- 1 xícara de chá de água de coco

Passe na centrífuga a beterraba, a cenoura, a maçã e a couve, junte a água de coco e beba imediatamente.

As dicas alimentares a seguir são simples de seguir e trazem resultados muito benéficos em qualquer período:

- faça preparações alimentares simples;
- fracione as refeições (5 a 6 por dia) e diminua o volume;
- não pule nenhuma refeição: café da manhã, lanche da manhã, almoço, lanche da tarde, jantar e ceia, com quantidades e qualidade dos alimentos adequadas para não passar fome nem se sentir cheia;
- a curva de ganho de peso deve ser acompanhada por uma nutricionista, para monitorar se está de acordo com o ganho de peso ideal para o peso, altura, tempo gestacional e condições nutricionais da mulher;
- não tenha grandes períodos de jejum; não fique sem comer por mais de três horas seguidas;
- coma uma grande variedade de vegetais, frutas e legumes, principalmente crus;
- a base de sua alimentação deve ser de verduras, legumes, leguminosas, tubérculos, cereais integrais, castanhas, sementes e frutas;
- consuma verduras e legumes verde-escuros, como espinafre, brócolis, rúcula, algas, etc.;
- evite exageros, não precisa comer por dois, nem por três;
- evite comer arroz, pão, macarrão e tubérculos (batata, mandioca, mandioquinha, batata-doce, cará e inhame) na mesma refeição;

- diversifique os alimentos – não coma sempre as mesmas coisas;
- dê preferência para proteínas como as castanhas, sementes, ovos caipiras, broto de feijão, quinoa, leguminosas (feijão, grão-de-bico, lentilha, ervilha, soja, etc.), tofu e tempeh;
- não é hora de fazer dieta ou ter restrições alimentares – o ideal é ter uma alimentação equilibrada, diversificada, com quantidades e em qualidade adequadas (uma nutricionista poderá orientá-la nisso);
- se você consumir carnes e laticínios, consuma as carnes nas grandes refeições (almoço e jantar), e os laticínios (queijos, leite, iogurte, etc.) nas pequenas refeições (lanches e ceia) – isso será importante para a melhor absorção do ferro e do cálcio, que são importantíssimos durante a gestação e lactação;
- fale com seu médico ou nutricionista sobre a suplementação com ácido fólico nos primeiros três meses de gestação, e com ferro do terceiro mês até o nascimento do bebê;
- prefira os carboidratos complexos, alimentos integrais com menor índice glicêmico em vez de refinados, principalmente nos lanches e ceia;
- dê preferência aos cereais sem glúten (arroz integral, farinhas de milho, mandioca, arroz integral e quinoa; fécula de batata e mandioca; flocos de arroz integral, quinoa e milho; polvilho doce e azedo; tapioca; amido de milho; trigo sarraceno; crispes de arroz, araruta);
- evite frituras, café, chás mate e preto, doces gordurosos, sal em excesso e açúcar;
- prefira as preparações cruas, cozidas, refogadas, assadas ou a vapor;
- use azeite de oliva extravirgem, óleos vegetais, limão, ervas aromáticas (salsinha, cheiro-verde, manjericão, hortelã, louro, etc.) para cozinhar e temperar os alimentos;
- prefira os alimentos e produtos naturais e orgânicos, que são isentos de agrotóxicos, pesticidas, herbicidas, metais pesados, tóxicos químicos, conservantes, corantes, etc.;

- beba água e sucos de frutas naturais, mas evite consumir líquidos durante as grandes refeições (almoço e jantar);
- use o sal iodado marinho, mas com moderação;
- evite os alimentos embutidos, enlatados, industrializados e defumados;
- não coma carnes cruas, podem transmitir doenças prejudiciais para você e seu feto;
- está proibido o consumo de álcool e fumo – eles são extremamente prejudiciais para o desenvolvimento adequado do bebê (faça isso pela saúde do seu filho e pela sua também);
- o aleitamento materno é imprescindível, importantíssimo e essencial;
- o ganho de peso e a alimentação, o crescimento placentário e os riscos gestacionais devem ser discutidos com o nutricionista e a equipe médica;
- a atividade física nos primeiros três meses deve ser bem diminuída ou nenhuma – caso não esteja acostumada a se exercitar, só inicie a atividade após os terceiro mês; caso já esteja acostumada, diminua bem o ritmo ou mude as atividades – o ideal é que se pratique exercícios sem impacto, sem carregar peso e com baixa perda calórica. O mais indicado é a hidroginástica, natação (exercícios na água) e caminhadas leves;
- prefira os sucos ricos em vitamina C (laranja, acerola e morango);
- se precisar tomar suplementação de ferro, faça isso entre as refeições junto com suco cítrico, rico em vitamina C, mas nunca junto com os lanches ou a ceia;
- não passe vontade; se quiser muito comer algo, coma, mas preste atenção ao que você come e saboreie a comida;
- não se alimente vendo TV, lendo, jogando algo, andando ou em pé. Escolha ambientes calmos, arejados, confortáveis e agradáveis para se sentar e comer;
- mastigue lentamente os alimentos antes de degluti-los;
- avise o nutricionista caso sinta vontade de comer coisas estranhas;
- lave bem os vegetais, legumes e frutas antes de ingeri-los;

- faça a lista de compras antes de ir ao supermercado e nunca vá com fome;
- antes de ir a festas e jantares, faça uma refeição leve, intermediária, para que não fique muito tempo em jejum ou coma petiscos de entrada;
- carregue sempre na bolsa uma fruta fresca, frutas secas, castanhas, barra de cereal ou biscoito integral para eventual emergência;
- não consuma adoçantes artificiais – prefira mel, melado, açúcar orgânico, frutose e agave ou os adoçantes naturais, como o Stevia ou Linea.

Sistema imunológico *versus* sensibilidades alimentares

Nosso organismo possui mecanismos de defesa capazes de atuar contra infecções e agressões ao organismo, mas nem sempre o nosso sistema imune encontra condições favoráveis para atuar e combater o agente infeccioso, os vírus e bactérias nocivos. Embora a individualidade bioquímica influa bastante sobre a imunidade, os fatores externos – sendo os principais a alimentação e os hábitos de vida – têm se mostrado determinantes.

Uma questão muito importante é a relação entre o sistema imunológico e a ingestão de alimentos alergênicos. Quando o organismo da mulher está plenamente saudável, com sua energia vital equilibrada, seu sistema imunológico encontra condições adequadas para lidar com diferentes situações adversas. Ele consegue com mais eficiência combater os agentes indesejáveis (vírus, bactérias, corpos estranhos, proteínas mal digeridas, alérgenos alimentares, substâncias tóxicas, etc.) que entram em seu corpo. Isso pode prevenir o desenvolvimento de processos inflamatórios, alergias e infecções.

Se o corpo estiver com o intestino desequilibrado, as células desnutridas e os órgãos intoxicados e sobrecarregados, os agressores que entrarem no organismo conseguirão causar uma série de reações inflamatórias, afetando diferentes órgãos e tecidos, podendo gerar uma série de problemas de saúde na mãe e, futuramente, no bebê, pois ele pode nascer com sensibilidades alimentares devido ao contato frequente com alguns agressores alimentares.

Esses agressores podem, por exemplo, ser compostos ou moléculas presentes em alimentos potencialmente alergênicos, como proteínas que são mal digeridas. Existem alimentos que são recomendados para algumas pessoas e são contraindicados para outras; mas existem alimentos que podem causar males para praticamente todas as pessoas, sendo contraindicados para a grande maioria. Há macromoléculas presentes em alguns alimentos que são mal digeridas pelo organismo, e muitas vezes não são reconhecidas como nutriente, fazendo com que essas moléculas não sejam digeridas e, sim, consideradas um antígeno, um corpo estranho. A partir daí o sistema imunológico do indivíduo pode ser ativado, gerando uma série de reações com o intuito de proteger o organismo. Neste momento, várias reações inflamatórias podem acontecer, levando a causar diferentes sintomas e problemas em diferentes órgãos.

O que definirá se há alimentos alergênicos e quais os órgãos alvos do ataque é a genética, a suscetibilidade do organismo, a sensibilidade e a individualidade bioquímica. No caso de haver sensibilidade ou alergia alimentar, para se descobrir qual – ou quais – é o alérgeno alimentar ao qual o indivíduo pode ser sensível, pode-se avaliar através da observação clínica dos sintomas e sinais, fazer exames bioquímicos e testar através da alimentação, excluindo o alimento por algum tempo do hábito alimentar.

Tem-se percebido que os alimentos mais alergênicos são: leite e derivados (iogurte, requeijão, queijos, etc.), soja, glúten (trigo, malte, cevada, centeio e aveia), amendoim, ovos, frutas cítricas (laranja, limão, mexerica, lima e grapefruit), peixes e frutos do mar.

Glúten

O glúten é uma proteína presente no trigo, centeio, cevada, malte, aveia e em todos os alimentos e produtos preparados com estes cereais e farinhas. Embora a aveia contenha glúten, a quantidade presente neste alimento é bem menor e parece não causar tantas agressões ao organismo, com exceção dos celíacos.

Por ser uma macromolécula proteica de difícil digestão, o glúten pode ser prejudicial ao organismo, pois muitas vezes não é digerido adequadamente, causando uma série de reações inflamatórias no corpo. Essas reações acabam afetando o funcionamento adequado de órgãos, tecidos e células. A fração "tóxica" do glúten encontrada no trigo é chamada de *gliadina*.

O glúten não desaparece quando os alimentos são assados, grelhados ou cozidos. A única forma de não consumi-lo é evitar o consumo de alimentos e preparações feitas com trigo, malte, centeio, aveia e cevada. Uma grande parte da população tem hipersensibilidade ao glúten, principalmente porque, hoje em dia, o consumo de trigo e derivados é exagerado no mundo – o solo, a água e o ar muitas vezes estão contaminados , além disso, as células do trigo original foram modificadas. Uma série de reações inflamatórias pode acontecer no organismo devido à ingestão de alimentos com glúten, gerando problemas físicos, biológicos, mentais e emocionais, desencadeados por reações inflamatórias. Tudo depende da individualidade bioquímica de cada pessoa. O importante é não consumir os mesmos alimentos em todas as refeições, nem todos os dias. A variedade e a rotatividade alimentar ajudam muito a prevenir alergias alimentares.

Em algumas pessoas, pode-se associar a ingestão de glúten a inúmeros problemas respiratórios, gastrointestinais, neuropsicológicos, autoimunes, dermatológicos, endócrinos e sistêmicos, além da conhecida "dor de crescimento". Verifique com seu nutricionista a necessidade de modificação de sua alimentação para que a ingestão de glúten seja de forma rotativa e não diária. Isso será estabelecido de acordo com os sintomas e sinais existentes, com o objetivo de amenizar os danos e incômodos.

Existem pessoas que não podem ter contato algum com glúten. São aquelas com diagnóstico médico de doença celíaca. A doença celíaca é uma intolerância permanente ao glúten. O glúten não é digerido, nem reconhecido como nutriente, por isso agride e danifica as vilosidades do intestino delgado, desequilibrando a permeabilidade da membrana intestinal, facilitando a entrada e a absorção de moléculas prejudiciais ao corpo e dificultando a absorção de nutrientes presentes nos alimentos.

A doença celíaca geralmente se manifesta na infância, entre o primeiro e o terceiro ano de vida (quando acorre a introdução de alimentação à base de papinhas engrossadas com cereais, bolachas, pães, sopinhas de macarrão, etc.), mas pode surgir ou se desenvolver em qualquer fase da vida, inclusive em pessoas adultas. O diagnóstico pode ser feito através da observação clínica dos sintomas e exames bioquímicos.

Os sintomas podem variar de pessoa para pessoa. Mas o quadro clínico mais comum é caracterizado por diarreias crônicas acompanhadas de barriga inchada, empachamentos, gases, perda de peso, vômitos, anemia, lesões de pele, pruriginosas, atraso no crescimento, irritabilidade, má digestão, má absorção de nutrientes, cansaço e apatia. Os quadros I.1 e I.2, a seguir, trazem alguns alimentos que substituem o glúten e outros que podem ser utilizados em receitas no lugar da farinha de trigo.

QUADRO I.1 ALIMENTOS SUBSTITUTOS A PRODUTOS QUE CONTÊM GLÚTEN

• Mandioca • Batata • Cará • Inhame • Batata-Doce • Yacon • Milho • Tapioca • Mandioquinha Além desses, todos os pães, torradas, biscoitos, bolachas, bolos, pizzas, tortas, assados e salgados preparados com produtos sem glúten – leia as embalagens dos alimentos ou informe-se no local da compra se o alimento contém ou não glúten.

QUADRO I.2 PRODUTOS SEM GLÚTEN PARA SEREM UTILIZADOS EM PREPARAÇÕES ALIMENTARES DE BOLOS, BISCOITOS, TORTAS, MASSAS, PIZZAS, SALGADOS, BOLACHAS E GRANOLAS

• Fécula de batata/arroz/mandioca • Farinha de mandioca/arroz integral/tapioca/quinoa/milho/grão-de-bico/castanhas • Trigo sarraceno • Amido de milho (maisena) • Fubá • Araruta • Arroz integral • Polvilho (doce e azedo) • Quinoa em flocos, grãos e farinha • Flocos de arroz integral/quinoa/milho • Macarrão de arroz integral/quinoa/batata/batata-doce/milho/trigo sarraceno

Leite de origem animal *versus* leite materno

Segundo a Organização Mundial da Saúde (OMS), o leite materno é o leite indicado para o ser humano nos primeiros 2 anos de vida. Aleitamento exclusivo e frequente por seis meses e complementar até os 2 anos.

O leite materno é rico em ácidos graxos de cadeia longa, que são gorduras importantes para o desenvolvimento cerebral. O seu principal açúcar é a lactose, porém, mais de 30 açúcares já foram identificados na sua composição, como a galactose, frutose e os oligossacarídeos. Também contém maiores quantidades de aminoácidos essenciais de alto valor biológico, como a cistina, e aminoácidos como a taurina, que não têm no leite de vaca, e que são fundamentais para o crescimento e desenvolvimento do sistema nervoso central do bebê. Isso é particularmente fundamental para os prematuros que não possuem enzimas necessárias para a formação da taurina. Além de todos esses benefícios, o leite materno é rico em anticorpos, células de defesa do organismo, e é através do aleitamento que o bebê recebe fatores imunológicos importantes para compor seu sistema de defesa.

O leite de vaca também contém fatores imunológicos de ótima qualidade, mas não são úteis para o ser humano e, sim, para o bezerro. A maioria dos fatores só funciona para a mesma espécie animal, e, mesmo que alguns destes fatores possam ser benéficos para os seres humanos, eles, em sua maioria, são destruídos na armazenagem, no processamento e no aquecimento do leite.

O que mais diferencia o leite de vaca do materno é a sua composição proteica, pois o leite de vaca possui grandes moléculas de proteínas, como por exemplo a beta-lactoglobulina, que não são digeridas pelo organismo humano, além disso o leite de vaca é desequilibrado em sua composição de minerais. No leite humano, 80% do conteúdo proteico é formado por lactoalbumina. No leite de vaca, esta mesma proporção é de caseína. O fato de o leite humano ter menos caseína faz com que ele promova formação mais leve de coalho gástrico, sendo de mais fácil digestão e com reduzido tempo de esvaziamento gástrico. Além disso, o leite bovino contém a beta-lactoglobulina, uma proteína que não existe no leite humano e é extremamente alergênica para o ser humano, principalmente porque nós não temos enzimas que digerem esta proteína. Diversos estudos já demonstraram existir mais de 25 frações proteicas alergênicas no leite de vaca.

A maior parte das alergias alimentares provenientes de leite de vaca é tardia e mediada por IgG (anticorpo), podendo desencadear sintomas de 2 horas a 3 dias após o contato com o alimento, sendo portanto de difícil diagnóstico. A maior relação dos derivados de leite com as alergias tardias se deve ao fato de o organismo não digerir adequadamente a beta-lactoglobulina, presente em grande quantidade na leite de vaca. Além disso, a caseína, a alfa-lactoalbumina e a lactoglobulina também são extremamente indigestas.

As proteínas alergênicas dos laticínios podem provocar inflamação na mucosa intestinal, causando alterações na permeabilidade da membrana, facilitando a passagem de macromoléculas indesejadas e metais tóxicos, além de dificultar a absorção de nutrientes, podendo levar a uma síndrome de má absorção. A mucosa intestinal é responsável pela produção de serotonina (responsável pela sensação de bem-estar), de hormônios e enzimas digestivas, e, por isso, a alteração de sua permeabilidade prejudica as funções executadas por essas substâncias que seriam produzidas e liberadas na circulação e exerceriam sua ação no organismo.

Além do mais, as moléculas indesejadas que conseguiram atravessar a mucosa intestinal alterada poderiam provocar uma reação no organismo, pois o sistema imunológico poderia tentar combatê-las, pois seriam entendidas como antígenos (substâncias estranhas), necessitando ser eliminadas. O sistema imunológico poderia ser acionado e produzir substâncias quimicamente ativas, promover agregação plaquetária e produzir substâncias pró-inflamatórias. Todas essas reações em conjunto podem desencadear sintomas e inflamações em diversos órgãos e tecidos, podendo se manifestar através de alterações físicas, químicas, mentais e/ou emocionais.

Diversos estudos comprovaram a relação de alergias tardias ao leite de vaca, relacionaram o consumo frequente de leite a problemas como a ocorrência de otite, dermatite, rinite, sinusite, bronquite asmática, amigdalite, obesidade, aumento da resistência à insulina, aumento na formação de muco, gastrite, enterocolite, esofagite, refluxo, obstipação intestinal, enurese (incontinência urinária), enxaqueca, fadigas inexplicáveis, artrite reumatoide, falta de concentração, hiperatividade (ADHD), dislexia, ansiedade e até mesmo depressão.

O processo alérgico tardio não se manifesta pela presença pontual da substância alergênica e sim pelo consumo regular e frequente de algo que contenha em sua composição essas substâncias e moléculas, geralmente macromoléculas proteicas. Isso gera processos que favorecem o desencadeamento de diversos sintomas, doenças e alergias nas mães e pode ocasionar uma sensibilidade alimentar no bebê.

O leite de vaca possui, ainda, três vezes mais proteína que o leite humano. A sua ingestão pode provocar a acidificação do pH sanguíneo e uma sobrecarga renal e, ao contrário do que se imagina, leva ao aumento da excreção urinária de cálcio. No leite de vaca existe um desequilíbrio entre os minerais necessários para uma adequada utilização do cálcio pelo organismo, prejudicando sua biodisponibilidade. O maior problema do alto consumo de cálcio, sem o equilíbrio com os demais nutrientes, principalmente o magnésio, é a possibilidade de aparecerem microcalcificações a partir do cálcio circulante que não conseguiu fixar-se no osso, o que pode levar a quadros de artrite, bursite, cálculos, nódulos e esporão. O queijo concentra ainda mais as proteínas alergênicas e o cálcio, em detrimento do magnésio, por isso seu potencial alergênico também é altíssimo. No sangue, o consumo exagerado de proteínas, gorduras, açúcares, leites e derivados podem manter o pH acidificado, dificultando a ação e utilização dos minerais, inclusive do cálcio, ao mesmo tempo que aumenta sua excreção renal e urinária.

A maior parte dos alimentos vegetais, que são boas fontes de cálcio, tem uma proporção parecida com a do leite humano e uma sinergia com os demais nutrientes necessários para a boa biodisponibilidade dos seus minerais. A fermentação de legumes, verduras e frutas (por boas bactérias e comensais) mantém o pH intestinal ácido, prejudicando o desenvolvimento de "más" bactérias e favorecendo a absorção do cálcio e de outros minerais necessários para um bom funcionamento orgânico, inclusive manutenção para a massa óssea. No sangue, o metabolismo de legumes, verduras e frutas mantém o pH levemente alcalino, ideal para que as reações orgânicas aconteçam, favorecendo a biodisponibilidade do cálcio e, consequentemente, sua fixação no osso, já que não precisa ser usado como tampão dos íons ácidos vindos da dieta.

O pH normal do sangue varia entre 7,3 e 7,4, sendo levemente alcalino. É nesta faixa que as funções orgânicas podem ter um "ótimo" desempenho. Pelo processamento que os alimentos sofrem durante a digestão, podem gerar substâncias alcalinizantes ou acidificantes. São alcalinizantes as frutas, os legumes e as verduras, na sua maioria. São acidificantes o leite, o açúcar, as carnes, a cafeína, as gorduras, o álcool e aditivos químicos contidos em alimentos industrializados. Se o pH sanguíneo estiver ácido precisará ocorrer uma adaptação do organismo para equilibrar o mesmo. Além de gerar um estresse, ocorrerá uma maior excreção urinária de cálcio.

Para a boa ingestão e aproveitamento do cálcio, é importante a ingestão de suas boas fontes e de todos os nutrientes que agem em conjunto com ele. Além disso, deve-se evitar a ingestão de cafeína, álcool, aditivos químicos, açúcar, proteína, gordura, fitatos, oxalatos e sal em excesso, que diminuem a absorção do cálcio e também aumentam a sua excreção urinária e fecal.

O problema está no consumo intenso e frequente de leite e seus derivados em detrimento de outros alimentos naturalmente mais saudáveis e equilibrados nutricionalmente. Esse consumo excessivo pode causar reações alérgicas, intoxicação, refluxo, azia, má digestão, gases, inchaço abdominal, rinite, sinusite, bronquite, laringite, faringite, eczemas, asma, obesidade, gota, artrite, artrose, sobrecarga hepática e transtornos funcionais, inclusive a osteoporose.

Outra questão a ser abordada é o fato de que a própria qualidade do leite vem sofrendo modificações com a necessidade de utilizar recursos pró-produtividade como hormônios (hormônio de crescimento bovino), antibióticos (tratamento de mastites), pasteurização, manutenção de bactérias resistentes aos antibióticos, bactérias mortas, metabólitos dos medicamentos, etc. Com certeza o contato do organismo humano com estas substâncias através do leite e derivados pode contribuir para o aumento do risco de desenvolvimento de diversas doenças, alergias e incômodos. Este contato se dá pelo consumo do leite em si e pela ingestão de seus derivados, tanto de forma isolada como em diversas preparações.

Teoricamente a manteiga não causaria os mesmos problemas dos outros derivados do leite por ser composta basicamente de gordura, tendo na sua composição ácido butírico, que ajuda a prevenir o crescimento de fungos e cândida. Mas devido seu alto teor de gordura saturada, deve ser consumida com moderação. Os pacientes com problemas hepáticos, cardiovasculares, com colesterol elevado e obesidade devem evitar a manteiga. Converse com seu nutricionista sobre a possibilidade do consumo rotativo de manteiga.

Uma dica interessante é o consumo rotativo de ghee, uma manteiga clarificada, que já pode ser encontrada em algumas casas e lojas de produtos naturais. Esta manteiga é considerada mais pura, pois passa por um processo de "purificação", através do qual algumas toxinas são extraídas.

Quero ressaltar, porém, que o importante é que cada gestante e lactante tenha uma alimentação equilibrada, respeitando a sua capacidade de defesa e a sua individualidade bioquímica, na qual cada organismo reage de maneira diferente em relação aos alimentos. Sempre lembrando que é bom evitar os alimentos potencialmente prejudiciais a grande maioria das pessoas e que podem gerar sensibilidades no bebê.

O Quadro I.3, a seguir, traz os alimentos importantes para a ingestão e utilização adequadas de cálcio.

QUADRO I.3 ALIMENTOS IMPORTANTES PARA A INGESTÃO E UTILIZAÇÃO ADEQUADAS DE CÁLCIO PELO ORGANISMO[2]

- bebidas de aveia, soja, castanhas e arroz enriquecidos com cálcio;
- se fizer questão de consumir leite e derivados, prefira os de búfala, ovelha ou cabra;
- brócolis, mostarda, algas, couve, espinafre, tofu, figos secos, semente de gergelim, de abóbora, de melão, de melancia e girassol, melado, repolho, vegetais verde-escuros, batata-doce, feijões, milho, cereais integrais, linhaça dourada, aspargos, amêndoas, aveia e lentilha;
- alimentos fonte de vitamina D, como óleo de peixe e cogumelos; e
- alimentos fonte de vitamina B12 ou suplemento.

Soja

A soja é uma leguminosa rica em minerais como ferro, potássio, fósforo, cálcio, vitaminas do complexo B e isoflavonas. A isoflavona é um composto da soja, também chamado de fitoestrógeno, que atua na prevenção de doenças crônicas e degenerativas, o câncer de mama, de cólon de útero e de próstata. Sua estrutura química é semelhante ao estrógeno (hormônio feminino) e, por isso, é uma substância capaz de aliviar os efeitos da menopausa e da tensão pré-menstrual. As propriedades estrógenas também ajudam a prevenir outro problema causado pela deficiência hor-

[2] Tomar sol pela manhã e pela tarde diretamente na pele, sem protetor solar, também favorece a absorção o cálcio.

monal: a osteoporose, a perda de massa óssea que tende a acontecer com a idade. Além disso, tem ação antioxidante e atua na regulação da secreção insulínica.

A soja possui algumas substâncias que até pouco tempo eram vistas apenas como fatores antinutricionais (fitatos), ou seja, que poderiam provocar efeitos fisiológicos adversos ou diminuir a biodisponibilidade de certos nutrientes. Porém, recentemente, estudos internacionais a respeito dessas substâncias têm mostrado que essas moléculas podem agir também de forma benéfica ao organismo. Os fitatos, como por exemplo o ácido fítico, são compostos químicos utilizados pelas plantas para armazenar o mineral fósforo no interior de suas células. Eles podem atuar como potentes agentes antioxidantes no organismo (prevenindo a oxidação ou envelhecimento das células), cumprindo assim uma função importante na redução dos riscos de inúmeras doenças crônicas e degenerativas, cânceres e artrites.

Alguns problemas de saúde, porém, podem surgir devido a uma ingestão constante, frequente e maciça de soja e derivados. A soja, sem uma fermentação e coagulação adequadas, possui macromoléculas proteicas de difícil digestão, que podem ativar o sistema imunológico e podem causar desconfortos como a produção de gases, inchaço e diarreia, além de eczemas, dores de cabeça, dermatite, herpes, obesidade e problemas da tireoide. A soja é um alimento amplamente consumido na cultura oriental, principalmente no Japão. Porém, vale lembrar que o seu consumo lá se dá basicamente em sua forma fermentada e/ou coagulada, no qual o alimento será mais bem digerido e aproveitado.

Outra questão abordada sobre a soja é a sua possível atuação inibindo a ação da tripsina, o que dificultaria a digestão proteica. Mas, neste caso, a cocção da soja por 2 minutos a temperatura de 77° a 90°C pode inativar até 90% da tripsina presente na soja.

A soja não fermentada é um alimento potencialmente alergênico, por isso prefira alimentos feitos à base de soja fermentada ou coagulada, no qual as proteínas estão parcialmente digeridas e quebradas. A melhor maneira de se consumir soja é através do missô, do tofu orgânico e seus derivados, tempeh e do shoyo sem glutamato monossódico. Caso não tenha nenhum desconforto com a ingestão de soja, consuma de forma rotativa seus produtos, dando preferência aos produtos de soja orgânica.

A importância da saúde intestinal

O intestino é o último órgão que participa do sistema digestivo, auxiliando na quebra de nutrientes, absorção, secreção de enzimas e excreção. Ele pode ser considerado um órgão imunológico, e concentra a maioria dos neurotransmissores que age no cérebro. É essencial que ele esteja em pleno funcionamento para se ter um organismo saudável.

Dentro do intestino habitam diversas bactérias que, em quantidades adequadas, têm um efeito benéfico ao organismo. As mais conhecidas são as *probióticas*, pois inibem o crescimento de bactérias patogênicas e mantêm a integridade da parede intestinal. Elas estimulam o sistema imunológico, produzem enzimas digestivas e enzimas que auxiliam na destoxificação do organismo, regulam os movimentos intestinais e a absorção de nutrientes, atuam na normalização do colesterol e triglicérides sanguineo. Os fungos e outras bactérias também estão presentes no intestino, porém, se estiverem em quantidades adequadas, não causam danos ao organismo.

O intestino começa a ser colonizado assim que o bebê nasce através do canal do parto do leite materno (para os bebês que nascem de parto normal) e do meio ambiente. A flora intestinal do bebê continua a ser modificada e incrementada de acordo com os seus hábitos alimentares durante toda a sua vida.

Para as bactérias probióticas exercerem suas funções de forma eficaz, os hábitos alimentares devem ser adequados. É preciso evitar alimentos industrializados, açúcar, produtos refinados, laticínios, trigo, álcool, gorduras saturadas e hidrogenadas. A alimentação deve ser rica em grãos integrais, leguminosas, tubérculos, verduras, legumes, frutas, cereais integrais, sementes, óleos essenciais e alimentos que contêm prebióticos.

Os prebióticos são carboidratos ou fibras solúveis em água (hidrossolúveis) encontradas em certos alimentos, como nos alimentos cítricos, maçã, alho, alcachofra, cebola, alho-poró, aspargos, chicória, banana, mel e tomate. Os prebióticos não são calóricos ou energéticos; eles estimulam seletivamente o crescimento e a atividade das bactérias probióticas.

Eles têm a função de ajudar na manutenção da flora intestinal; estimular a motilidade intestinal (trânsito intestinal); contribuir com a consistência normal das fezes, prevenindo assim a diarreia e a constipação intestinal, por alterarem a microflora colônica, propiciando uma microflora saudável; colaborar para que somente sejam absorvidas pelo intestino as substâncias necessárias, eliminando assim o excesso de glicose (açúcar) e colesterol, favorecendo, então a diminuição do colesterol e triglicérides totais no sangue; estimular o crescimento das bifidobactérias, responsáveis por inibirem a atividade de outras bactérias que são putrefativas e intoxicantes.

Outra razão para se ter um intestino saudável é o fato de que o desequilíbrio bacteriano pode causar prisão de ventre, que, além de mau humor, pode levar a problemas como obesidade, ganho de peso excessivo, infecções urinárias, gases, candidíase, hemorroidas e diarreias.

Em casos de desequilíbrio da flora intestinal, a chamada disbiose, os probióticos podem ser ingeridos em forma de suplemento, com indicação médica ou nutricional.

Por todos estes motivos, é muito importante que a gestante e a lactante cuidem de seus intestinos, tendo hábitos alimentares saudáveis.

Alimentos recomendados para a saúde plena do organismo

A seguir, listo alguns alimentos indicados para o fortalecimento do organismo, desintoxicação hepática, contribuição para o bom crescimento e desenvolvimento do bebê, pois possuem a capacidade de nutrir, prevenir ou amenizar doenças e sintomas, auxiliando na eliminação de toxinas e no fortalecimento do sistema imunológico:

- azeite de oliva extravirgem, gergelim, macadâmia, chia e linhaça dourada: ricos em gorduras mono e poli-insaturadas, minerais e vitamina E;
- acerola e romã: contêm vitamina C e flavonoides (hesperidina e rutina), melhorando a função imunitária e a produção de interferon, além do fator imunológico;
- alhos e cebolas: são antibióticos naturais, eficientes na ação contra bactérias, vírus, fungos e parasitas, além de serem ricos em vitaminas e sais minerais;

- alcachofra e cardo mariano: contêm silimarina e cinarina, que melhoram a função hepática e auxiliam na desintoxicação do fígado;
- alfafa: rica em oligoelementos e minerais que favorecem a síntese de anticorpos;
- cereja, morango e mirtilo: contêm importantes antioxidantes e melhoram a circulação a nível portal no fígado;
- agrião: ajuda na recuperação e o bom funcionamento hepático, não recomendado para gestantes – pode ter ação abortiva;
- cereais integrais: carboidratos complexos que contribuem com vitaminas do grupo B necessárias para o bom funcionamento hepático, intestinal e digestivo;
- grãos (leguminosas/feijões): ricos em proteínas vegetais, vitaminas, minerais e fibras;
- vegetais crucíferos (repolho, brócolis, couve-flor, couve-manteiga, rabanete, rúcula, etc.): favorecem o metabolismo hepático e auxiliam na destoxificação do fígado;
- ameixa: pobre em sódio, gorduras e proteínas, daí ser adequada nos casos de doenças hepáticas;
- cúrcuma (açafrão): tempero com um pigmento amarelo com efeitos protetores e antioxidantes, importante para a saúde do fígado;
- dente de leão: grande desintoxicantes e depurativo do fígado;
- framboesa: facilita a eliminação das substâncias que produzem as infecções;
- geleia real: exerce uma ação revitalizante e tonificante da função imunológica;
- kiwi: imunoestimulante por seu conteúdo em oligoelementos, minerais e vitamina C;
- lecitina de soja: contém colina, uma vitamina necessária para o metabolismo hepático e cerebral;
- legumes e verduras com folhas verde-escuras: contribuem com o ácido fólico, que ajuda na recuperação dos hepatócitos e diminui o risco para o desenvolvimento de anemia, além de serem ricos em cálcio, magnésio e ferro;

- levedo de cerveja: fonte importante de vitaminas do grupo B, selênio, zinco, inositol e colina, que melhoram a disposição e o humor;
- limão: imunoestimulante, antibacteriano e antiviral de grande utilidade em todo tipo de infecções;
- lichia: fruta com ação imunoestimulante;
- maçã: descongestionante do fígado, auxilia a destoxificação hepática;
- melão: hidratante e remineralizante; favorece a reposição da água e de sais minerais, que se perdem nos casos de doenças infecciosas;
- mel: contém frutose, que facilita a formação de glicógeno e melhora o funcionamento hepático;
- nêsperas: descongestionante hepático capaz de melhorar a hepatomegalia;
- rabanete: rico em compostos sulfurosos como a rafanina, de grande poder antibiótico, antiviral e imunoestimulante, sobretudo no nível hepático;
- sésamo: contém vitaminas do grupo B que facilitam o bom funcionamento e a regeneração das células hepáticas;
- cogumelos (shitake, shimeji, portobelo e champignon): estimulantes da produção de interferon;
- tapioca: a farinha de mandioca que contribui com carboidratos de fácil assimilação sem conter gorduras, o que facilita a função hepática – e não contém glúten;
- chá verde: tem princípios ativos que fazem dele um poderoso aliado no combate aos radicais livres, ao colesterol total e até ao excesso de peso. Combate as inflamações, o estresse, auxilia no tratamento do colesterol e inibe os níveis de leptina no sangue, uma enzima que favorece a absorção de gordura;
- tomate: rico em carotenoides antioxidantes e em minerais de ação imunoestimulante;
- linhaça dourada, chia, óleos vegetais e peixes de águas frias e profundas (arenque, salmão, truta, sardinha, etc.): possuem ácidos ômega 3 e 6 (W3 e W6), que protegem o sistema cardiovascular;

- uvas vermelhas e roxas: contribuem com açúcares naturais e vitaminas antioxidantes, ativando a função desintoxicadora. Estimula também a produção de bílis, o que descongestiona o fígado e facilita a circulação de sangue por seu interior, e facilita o retorno do sangue do aparelho digestivo ao fígado, que diminui a hipertensão portal;
- os probióticos: micro-organismos "benéficos" como os lactobacilos (Lactobacillus Casei) e as bifidobactérias, que atuam diretamente contra as bactérias prejudiciais ao intestino, eles funcionam como antibióticos e estimulam o sistema imunológico intestinal (ingerir com indicação de um profissional nutricionista); e
- prebióticos (ou "fructanos naturais"): alcançam diretamente o intestino e nutrem a flora, além de melhorarem a absorção de cálcio e inibirem o crescimento de bactérias patogênicas. A farinha da banana verde é um prebiótico natural que pode ser usado na alimentação.

Para evitar a anemia ferropriva na gestação

Na gestação, há uma hemodiluição natural do sangue, devido ao aumento do fluxo e do volume sanguíneo que dilui a concentração de hemoglobina. Por isso, nesse período, considera-se uma gestante anêmica quando sua hemoglobina está abaixo de 11 g/dl no primeiro e terceiro trimestres e abaixo de 10,5g/dl no segundo trimestre.

A anemia na gestação pode prejudicar a saúde materna e fetal, o fluxo de oxigênio para o bebê e também comprometer o desenvolvimento físico, mental e cerebral do recém-nascido; além de provocar cansaço, mal-estar e falta de energia na mãe.

Para a gestante evitar ou reverter um quadro de anemia, é preciso fazer uma suplementação com ferro quelado (procure ser orientada por seu médico ou nutricionista). Além de ter uma alimentação rica em alimentos fonte de ferro, zinco, vitamina A, cobre, complexo B e vitamina C.

Dicas para se evitar ou prevenir anemia gestacional

A seguir algumas orientações importantes:

- coma vegetais folhosos verde-escuros de entrada no almoço e jantar;
- coma frequentemente brócolis, algas, couve, espinafre, tofu, semente de abóbora ou girassol *in natura* nas refeições principais;
- beba sucos ou coma frutas ricas em vitamina C (laranja, acerola, maracujá, etc.) perto das refeições;
- use melado no desjejum ou lanche;
- tome sucos de frutas (ricas em vitamina C: caju, maracujá, laranja, limão, acerola e pitanga) batidos com clorofila ou couve fresca;
- evite chá preto, mate, café, álcool, chocolate e refrigerantes;
- evite alimentos industrializados; e
- evite comer laticínios nas refeições principais, pois atrapalha a absorção de ferro.

Gestação, lactação e a saúde de seu bebê

A gestação e a lactação são momentos fisiológicos em que a mulher sente mais fome – geralmente o apetite aumenta. Por isso, é muito importante fazer as opções alimentares de forma consciente e adequada, priorizando a qualidade e cuidando da quantidade. Em caso de dúvida, vá a um nutricionista para que ele, sim, possa estabelecer um plano alimentar individualizado de acordo com as suas necessidades.

Outro fator importante para a futura mamãe fazer as melhores opções alimentares: a partir do quinto mês de gestação, o bebê já começa a desenvolver seu olfato e paladar, por isso o hábito alimentar da mãe pode influenciar diretamente as opções alimentares do filho. O bebê vai ter familiaridade com os sabores e cheiros dos alimentos que a mãe come frequentemente tanto na gestação quanto na lactação.

Por isso, mamães, mais uma vez.... cuidem de sua alimentação, isso será muito importante para o futuro hábito alimentar de seu filho, o que refletirá diretamente em sua saúde.

Durante a lactação, a composição do leite materno pode ser modificada pela alimentação da mãe. Por exemplo, se o bebê está sem evacuar, com o intestino preso, a mãe deve comer mamão e ameixa preta, para auxiliar no trânsito intestinal da mãe e consequentemente do bebê. Para o bebê ficar mais calmo, a mãe pode experimentar tomar chá de camomila ou melissa; no caso de o bebê ter muito incômodo com gases, a mãe pode tomar chá de alecrim ou erva-doce; alguns bebês ficam agitados e nervosos se a mãe beber café, chá preto, refrigerante ou come chocolate – perceba as diferentes reações de seu filho em resposta ao que você está comendo.

Desse modo, a mãe pode, sim, influenciar de forma positiva o hábito alimentar de seu bebê, começando na gestação, depois na lactação até a introdução alimentar, para uma vida alimentar mais saudável.

Aprendendo com Sophia

Durante a amamentação, percebi claramente a influência de minha alimentação no funcionamento intestinal de Sophia. Sempre que comia açaí, ela ficava sem evacuar o dia todo, às vezes por dois dias – literalmente trancada. Porém, bastavam uns dois dias sem comer açaí, substituindo por mamão no café da manhã, que Sophia voltava a evacuar umas cinco vezes ao dia, na consistência normal – era como se estivesse limpando seu intestino de tudo que ela deixou de eliminar nos outros dias.

Além disso, nos primeiros três meses após seu nascimento, evitei comer feijão em grão e grão-de-bico, pois percebi que, mesmo deixando esses alimentos de remolho, quando eu os ingeria, Sophia tinha muito mais gases. Por essa razão, nesse período, consumi mais quinoa, lentilha, caldo de feijão e *humus* (pasta de grão-de-bico), o que fez uma grande diferença para ela.

Essas questões, porém, não são padrão para todos os bebês. Apenas a mãe pode perceber como sua alimentação afeta seu bebê de forma positiva ou negativa, e, aí, sim, fazer as melhores opções alimentares para si mesma e seu bebê.

Apêndice III

Aleitamento[3]

Leite materno não é só alimento. É conexão, vínculo, entrega. É amor líquido. Revolução em gotas.

MICHELLE PRAZERES

Momento único

Este é um período muito importante para a nutriz e o bebê. Através do ato de amamentar vai-se estabelecer um vínculo entre mãe e filho, além de proporcionar todos os nutrientes necessários para o perfeito desenvolvimento e crescimento da criança.

O Ministério da Saúde preconiza que o leite materno deve ser oferecido de forma exclusiva e frequente nos primeiros seis meses de vida do bebê, e como complemento alimentar até os 2 anos de idade da criança.

O que é aleitamento exclusivo?

É amamentar o bebê com o leite materno em seus primeiros seis meses de vida, sem o acréscimo de sucos, outros leites, bebidas, chás ou mesmo água. O leite materno é suficiente para suprir todas as necessidades fi-

---

[3] Muitas informações que constam deste apêndice foram extraídas de material do Ministério da Saúde e do Fundo das Nações Unidas para a Infância (Unicef).

siológicas para o crescimento e desenvolvimento do bebê durante seus primeiros seis meses de vida.

Por que só o leite materno é suficiente para o bebê nos seus primeiros seis meses de vida

A primeira porção do leite materno é o *colostro*. É um líquido amarelado e espesso produzido pelas glândulas mamárias, que deve ser oferecido ao bebê logo que ele nascer, de preferência em seus primeiros 30 minutos de vida. O colostro é secretado durante os três primeiros dias após o nascimento da criança e, em algumas mulheres, a secreção começa ainda no final da gestação, antes de o bebê nascer.

O colostro tem exatamente o que o bebê precisa para seus primeiros dias de vida, pois contêm uma quantidade excelente de proteínas com ótima digestibilidade, menos lactose, mais lipídios, menos calorias e muitas proteínas imunológicas. Sua maior importância é que, através do colostro, a criança recebe elementos de defesa prontos, de forma passiva, além de elementos de defesa que estimulam o sistema imunológico do bebê, de forma ativa.

Quando o bebê nasce, ele está vulnerável por causa do seu sistema imunológico ainda deficiente. Isso o deixa sujeito a infecções, daí a necessidade de alimentá-lo com leite materno o mais rápido possível – para que receba do colostro os primeiros elementos de defesa para seu sistema imunológico.

O colostro contém em grande quantidade a flora bífida, moléculas de oligossacarídeos que estimulam o crescimento de bactérias importantes (*lactobacillus bifidus*) que protegem o intestino do bebê de elementos patogênicos, causadores de doenças e infecções. Ao nascer, a criança tem a flora intestinal estéril, suscetível a contaminação, por isso deve receber rapidamente a flora bífida através do aleitamento materno.

Após os três dias de secreção do colostro, a mãe passa por um processo chamado *apojadura*. Acontece por volta do terceiro ou até quinto dia após o parto, e consiste em uma produção abundante de leite pelas glândulas mamárias. Quando o colostro acaba, a mama ainda não sabe quanto deve produzir de leite para nutrir o bebê e por isso produz em excesso. Neste período, a mama pode ficar bem vermelha, inchada, dolorida e cheia de vasos sanguíneos à flor da pele. Isto é normal, pois é um processo rápido de adaptação do organismo que vai aprender com a sucção do bebê quanto deve ser produzido de leite.

Durante a apojadura, que dura em média 24 horas, a mãe não deve colocar o seio embaixo da água quente, nem extrair todo o leite, pois isso pode agravar a situação – o corpo acha que deve produzir ainda mais leite. O ideal é tirar um pouco de leite logo antes de amamentar e oferecer o seio ao bebê – mesmo que estiver com um pouco de dor, pois logo a mama se adapta com a sucção do bebê e a produção de leite se equilibra com as necessidades da criança.

Do período da apojadura até o décimo quinto dia de vida, o bebê receberá através da amamentação o leite de transição. Sua composição muda de acordo com as necessidades da criança, para garantir seu adequado crescimento e desenvolvimento.

O leite maduro vem a partir do décimo quinto dia, e será oferecido ao bebê até pelo menos 2 anos de vida. Ele tem aspecto translúcido, mas não é fraco, nem ralo e será suficiente para sustentar o bebê durante os seus primeiros seis meses de vida. O leite maduro contém grande quantidade de água, proteínas de fácil digestão, aminoácidos essenciais (moléculas formadoras de proteína), ferro e cálcio de fácil absorção, com melhor biodisponibilidade para o organismo, além de elementos de defesa e demanda calórica aumentada de acordo com as necessidades do bebê. Sua produção é compatível com a sucção do bebê, suprindo, enfim, todas as necessidades de vitaminas e minerais.

Nos primeiros 5 a 10 minutos da mamada, o bebê ingere o soro do leite, uma substância aquosa rica em lactose e que mata a sede. É um leite rico em oxitocina, um hormônio que atua como calmante para o neném – por isso é que, às vezes, os bebês adormecem 10 minutos após começar a mamar.

Nos próximos 5 a 10 minutos, o bebê mama o leite anterior, rico em proteínas, excelente para os ossos e o cérebro. A última porção do leite, nos próximos 15 a 20 minutos de mamada, é rica em gordura, que ajuda o bebê a ganhar peso.

As mulheres que deixam o bebê mamar apenas 10 ou 15 minutos em cada peito só oferecem o soro do leite ou no máximo as proteínas para seu filho, o que faz com que o bebê sinta fome rapidamente, em média 1 hora depois de mamar, e não ganhe peso adequadamente. Além disso, o soro é rico em lactose, cujo excesso pode causar dores de estômago no bebê. Quando o bebê não consegue mamar a porção final do leite, a gordura, ele fica somente com a entrada da refeição, mas não consegue alcançar a sobremesa. Por isso, a mãe deve prestar atenção ao tempo de duração da mamada – deixe a criança sugar livremente em cada mama, isso é importante para nutrir o bebê de forma adequada. Não o deixe dormir logo no início da mamada; faça-lhe carícias e mantenha o aleitamento por mais tempo para que o neném receba todas as porções de que ele precisa do leite materno.

A seguir, destaco uma lista com inúmeras razões para se oferecer o aleitamento materno exclusivo e frequente:

- cada leite é adequado para sua própria espécie;
- o leite de cada mãe é adequado para o seu bebê, na sua faixa etária;
- o leite de mulheres que tiveram neném prematuro é adequado para bebês prematuros, com mais calorias, gorduras de melhor qualidade, proteínas de mais fácil digestão, fatores imunológicos em grande quantidade, enzimas como amilase e lipase em maior quantidade, minerais como ferro e cálcio mais biodisponíveis, além de mais vitaminas e minerais;
- mulheres desnutridas têm leite adaptado, balanceado nutricionalmente, com elementos de defesa em grande quantidade para suprir as necessidades de seus bebês;
- ao nascer, o bebê ainda não tem rins e intestino maduros, e o leite materno oferece gorduras e proteínas de fácil digestão;
- ótima nutrição, fresco, pronto, na temperatura certa e sem custo;
- bacteriologicamente seguro;
- menor risco de desnutrição e obesidade para a criança;
- adequada densidade calórica;
- melhor biodisponibilidade, qualidade e quantidade de nutrientes (gorduras, proteínas e açúcares), vitaminas (A, E, C, B...) e minerais (ferro, cálcio...);
- protege o lactente contra infecções, alergias, parasitas intestinais e doenças em geral;
- diminui a chance de microhemorragias no bebê;

- com aleitamento exclusivo e frequente durante os seis meses completos, não há risco de desidratação da criança;
- adequado desenvolvimento maxilar do bebê;
- diminui risco de cáries e dentes tortos;
- diminui a incidência de cólicas e refluxo;
- diminui a constipação que o bebê possa ter;
- diminui o risco de desenvolvimento de diabetes tipo I pelo bebê;
- ajuda a desenvolver o músculo da bochecha e mandíbulas;
- adequado desenvolvimento intelectual, psicossocial, psicomotor e cognitivo;
- adequada acuidade visual;
- criança mais ativa, com melhor aprendizado;
- menor risco para desenvolvimento de transtornos de linguagem;
- o leite materno contém endorfinas que ajudam a diminuir qualquer dor que a criança tenha;
- menor risco de anemia para o bebê;
- aumenta o vínculo entre mãe e filho;
- tem temperatura ideal;
- ajuda a mãe a perder peso gradativamente por causa da retração uterina e do gasto calórico devido à produção de leite;
- diminui o risco de gravidez durante os seis meses em aleitamento exclusivo e frequente – chance de engravidar durante este período é de 2% a 3%, desde que o aleitamento esteja realmente sendo exclusivo e frequente – de qualquer forma, é melhor se prevenir, por causa dessa pequena, mas real, chance;
- não existe leite fraco;
- menor risco de hemorragias para a mãe;
- o bebê fica mais saudável;
- fácil acesso e praticidade – está sempre pronto;
- o aleitamento nos primeiros momentos de vida estimula a saída do mecônio, primeiras fezes do bebê;
- diminui a chance de refluxo;
- não causa sobrecarga renal;

- adequado desenvolvimento respiratório;
- diminui risco de mortalidade infantil;
- a criança não tem preguiça de mastigar, pois desenvolveu bem os músculos da mastigação através da sucção;
- diminui o risco de câncer de útero, ovário e mamas na mãe;
- o leite materno altera sua composição durante todo o período de aleitamento e até durante a mesma mamada; e
- a flora bífida produz vitaminas como a K, que, junto com a quantidade presente no leite, supre as necessidades do bebê. A suplementação de Vitamina K só será feita antes da primeira mamada.

O ganho de peso durante a gestação tem influência na lactação, pois o sucesso do aleitamento materno depende, muitas vezes, do ganho de peso adequado da mãe no período gestacional. O tecido adiposo formado ao longo dos meses serve para suprir a grande demanda energética da lactação. A mulher que amamenta precisa de um grande aporte calórico para a produção de leite – a necessidade energética é maior ainda no período de lactação, do que no período de gestação.

É muito importante que a mãe não faça dieta enquanto amamenta, pois a reserva energética feita na gestação será usada na lactação, e a mulher perderá peso gradativamente. Caso faça dietas, a reserva energética pode ser perdida, podendo comprometer a produção de leite. Os períodos de gestação e lactação não são adequados para se fazer restrição alimentar. Porém, mesmo as mulheres desnutridas podem amamentar; o segredo é deixar o bebê sugar e procurar se alimentar bem, de forma saudável e equilibrada.

Possíveis dificuldades no aleitamento

Apesar de ser um ato maravilhoso, a amamentação pode não ser fácil, principalmente nos primeiros dias ou semanas e para as mães de primeira viagem. Mesmo com a preparação dos seios durante a gestação, buscando o seu fortalecimento e o correto posicionamento do bebê, os seios podem ficar machucados no início do aleitamento.

Devido à sucção do neném, os seios podem sofrer pequenas fissuras ou até rachaduras. Provavelmente, isso trará algum desconforto e dor sempre que a mulher tiver de amamentar, podendo até sagrar. Mas isso é apenas no início; a mulher não deve desistir de dar o peito ao seu bebê – o obstetra poderá orientar sobre a pomada mais adequada para seu problema e verificar se o bebê está pegando o seio corretamente. Com a manutenção das mamadas, o adequado posicionamento do bebê e o uso de pomadas, os seios tendem a se fortalecer, e este início difícil é superado. O sangramento só é problema caso a mulher tenha alguma doença infecciosa como aids, hepatite C ou B, entre outras doenças de sangue. Neste caso, é preciso cuidar dos seios primeiro para depois continuar o aleitamento, fazendo uso de fórmulas infantis neste período até que o aleitamento seja retomado.

Outro momento difícil pode ocorrer na descida do leite, na apojadura, que, em geral, ocorre entre o terceiro e quinto dia após o nascimento do bebê. Nesse período, algumas mulheres podem ter febre e dores nos seios, que ficam muito cheios, duros e às vezes *empedrados*. O bebê ainda não consegue mamar tudo que a mãe é capaz de produzir e haverá a necessidade de se ter um tempo para a adaptação entre o volume produzido pela mãe e a quantidade que o bebê consegue e precisa mamar. Para amenizar esse desconforto, a mulher deve extrair o leite excedente de cada mamada, aliviando os seios. Não fique embaixo do chuveiro quente, pois, apesar de parecer aliviar a dor dos seios em um primeiro momento, isso tende a estimular ainda mais a produção de leite, deixando os seios ainda mais inchados e duros.

Se os seios estiverem muito cheios, tire um pouco de leite antes de a criança mamar para facilitar a pegada do bebê. Se os seios estiverem empedrados, você pode também passar um pente fino levemente em volta dos mamilos de fora para dentro para ajudar a soltar o leite. Outra dica é balançar os seios, chacoalhar mesmo, antes da mamada.

Durante o pré-natal combine com o pediatra, que atenderá o bebê na sala de parto ou em casa, e com o obstetra sobre a amamentação logo após o nascimento. É importante que a amamentação na primeira hora de vida seja garantida ao bebê. No caso de o pediatra ser da maternidade, procure informar-se previamente sobre a realização da amamentação na sala de parto, uma vez que alguns locais ainda não adotaram essa rotina. Esse é um direito da mãe e deve ser assegurado.

Outro fator que contribui para o sucesso do aleitamento materno é o alojamento conjunto. Assim, o bebê permanece com a mãe durante todo o tempo após o nascimento, o que traz benefícios a todos, facilitando o contato íntimo e precoce entre pais e filhos e facilitando o aleitamento. Desse modo, é possível alimentá-lo sempre, sem horários fixos, o que estimula o sucesso do aleitamento materno exclusivo e frequente.

Deve-se também levar em conta o temperamento do bebê. Alguns bebês têm mais dificuldade para pegar o bico do seio, outros ficam nervosos quando o leite demora a descer, outros mamam com muita rapidez e engolem ar em demasia, outros são mais preguiçosos e lentos para mamar... Enfim, a mãe precisa ter paciência, persistência e se adaptar ao ritmo e sucção de seu bebê, ajudando-o a pegar o bico do seio da maneira correta, acalmando-o para esperar a descida do leite, deixando-o sugar para estimular a descida e esperando que ele mame o suficiente no tempo dele.

As dúvidas referentes à capacidade nutricional do leite materno é frequente na cabeça de várias mulheres. Algumas perguntas são recorrentes, como "O meu leite é fraco?"; "O bebê está se desenvolvendo adequadamente?"; "O bebê está passando fome?"; "Meu leite é suficiente?"; "Se eu der mamadeira, o bebê vai recusar a pegar o peito de novo?".

Quero esclarecer que não existe leite fraco; o leite da mãe é suficiente para tudo de que seu filho precisa; o seio é o instrumento ideal para alimentar o bebê – no início ele precisa mamar livremente e sugar quanto quiser. As mães precisam ser apoiadas, orientadas, precisam querer amamentar e estar à disposição de seus filhos para desenvolver com eles um vínculo, nutrindo-os plenamente .

Relaciono, a seguir, algumas dicas para se obter sucesso no aleitamento:

- ofereça livre demanda de leite materno nos primeiros dias; com o passar dos dias e semanas, as mamadas tendem a ter horários mais regulares (veja a Tabela II.1, mais à frente);
- geralmente, bebês a termo, com peso entre 2,5 kg e 3,5 kg tendem a mamar a cada 3 horas, em média por 25 a 40 minutos;
- bebês prematuros ou com baixo peso, abaixo de 2,5 kg, tendem a mamar a cada 2 horas, com duração média de 30 a 40 minutos;

- bebês a termo, com peso acima de 3,5 kg, tendem a mamar a cada 3 horas, com duração média de 25 a 35 minutos;
- quando o bebê não suga com força e mama pouco, a solução é amamentar a cada 2 horas, para aumentar o suprimento e o fluxo de leite;
- a partir de quatro meses, os bebês tendem a mamar a cada 3h30 a 4 horas; as mamadas são mais intensas e eficientes, durando em média de 15 a 30 minutos;
- se o bebê estiver em aleitamento materno exclusivo, não ofereça nada, nem mesmo água ou chás, até os seis meses de vida,
- para aumentar o suprimento de leite, faça a extração manual ou com bomba de leite entre as mamadas – você pode aproveitar para verificar quanto leite consegue produzir;
- não ofereça chuquinha, chupeta ou mamadeira para o bebê;
- deixe que o bebê esvazie a mama sempre, sem colocar limite de tempo em cada mamada – depois de um tempo, o bebê, provavelmente, vai aprender a parar quando estiver satisfeito;
- nem sempre que o bebê chora é de fome; ele pode estar com sono, cansado, com frio, calor, dor, molhado, sujo, etc.;
- os seios servem como consolo, para matar a fome, a sede, fazem o bebê se sentir seguro e perto da mãe, mas nem por isso o deixe pendurado o dia todo nos seios – existem outras formas de ensinar o bebê a se acalmar e a dormir;
- se o bebê não esvaziou a mama, inicie a próxima mamada na mesma mama que ele não esvaziou, pois no final da mamada é que se concentra a maior porção de gordura do leite materno, essencial para o bebê. Caso ele não esvazie a mama, não receberá esses nutrientes tão importantes, prejudicando o ganho de peso dele. Além disso, o resíduo de leite que fica na mama pode prejudicar a produção do próximo leite, pois a mama acha que está produzindo mais que o necessário e diminuiu a produção;
- a produção de leite depende exclusivamente da sucção do bebê; este é o estímulo essencial;

- evite que o bebê durma mamando; passe o dedo lentamente nos seus pés e mãos, tire um pouco da sua roupa e coberta, para que ele acorde e mame eficientemente;
- deixe o bebê acordado pelo menos por uns 10 a 15 minutos depois da mamada e depois ensine-o a dormir;
- se o bebê associar sucção com sono, será mais difícil ensiná-lo a dormir sozinho;
- evite que bebê faça *lanches*, mamando de pouquinho em pouquinho, em curtos intervalos de tempo; se isso ocorrer, ele não mamará o suficiente para dormir durante várias horas seguidas, principalmente à noite, pois terá de mamar várias vezes de madrugada, para obter o alimento que deveria ter ingerido de dia;
- dê atenção ao bebê na hora de amamentar, olhe nos seus olhos, acaricie-o;
- a mãe deve beber muito líquido e se alimentar muito bem (veja o Apêndice I, sobre alimentação);
- o bebê que chora depois de mamar provavelmente não chora de fome. Verifique se ele tem azia, refluxo, gases, se engole ar enquanto mama; se você tem fluxo de leite suficiente ou se está com os ductos bloqueados;
- se o bebê continuar sugando depois de esvaziar o seio e estiver satisfeito, ele pode estar fazendo seu seio de chupeta, retire-o delicadamente e coloque-o para arrotar;
- amamente em ambiente calmo, relaxado e com atenção total para o bebê;
- a mãe pode cantar e conversar com o bebê durante a mamada, mas sem tirar sua atenção e atrapalhar a sucção;
- cuide do seu emocional, pois isso pode atrapalhar a saída do leite, não a produção;
- não passe nenhum tipo de óleo ou cremes nos mamilos, nem nas aréolas;
- não é preciso lavar os seios com sabão, nem com bucha, apenas lave suavemente com água e seque com uma toalha macia;
- tome sol para fortalecer os mamilos;

- se tiver com rachaduras, passe o próprio leite materno ou pomada de lanolina;
- amamentar não deixa o seio caído, principalmente se você ficar na posição correta para amamentar (mais à frente, listo uma série de posições indicadas para esse momento);
- deixe que o bebê largue do peito para respirar e descansar um pouco até voltar a mamar; deixe-o se distrair e mamar no ritmo dele;
- para estimular o reflexo de busca, para o bebê começar a mamar ou voltar a mamar, encoste o mamilo no canto da boca do bebê; se ele ainda estiver com fome, começará a mamar novamente;
- deixe o bebê sair naturalmente da mama;
- se o tempo estiver seco ou o bebê estiver com o nariz com coriza ou entupido, limpe delicadamente as narinas do bebê com soro fisiológico antes de amamentar, isso facilita a amamentação, pois permite a respiração apenas pelo nariz e não pela boca e diminui as chances de o bebê engolir ar enquanto mama, podendo se alimentar com mais eficiência;
- se ele dormir mamando, encoste o dedo delicadamente na palma da mão ou no rosto dele; caso acorde, continuará mamando, mas se continuar dormindo, tire-o do seio e coloque-o para dormir;
- vá ao banheiro antes de começar a amamentar, pois, enquanto o bebê suga, o intestino da mãe é estimulado e você poderá ter vontade de evacuar;
- quando o bebê acabar de mamar, o bico deve estar ereto – isso quer dizer que a pega estava correta;
- quando o bebê acabar de mamar, o ideal é que ele seja colocado para arrotar – isso o deixará mais tranquilo e com menos desconforto,
- só coloque o bebê para arrotar durante a mamada se ele estiver muito incomodado e largar o bico de seio. Após arrotar, coloque-o para mamar novamente;
- não dê chá para passar as cólicas, pois a introdução de qualquer outro líquido ou alimento além do leite materno facilita o desmame precoce;

- se você tomar os chás recomendados, auxiliará o bebê de alguma forma (mas cuidado, veja o Apêndice III, sobre plantas contraindicadas);
- o funcionamento intestinal do neném pode ser reflexo do que a mãe come. Por isso, caso o bebê esteja com o intestino preso, coma alimentos que auxiliam o funcionamento intestinal como mamão, ameixa preta, cereais integrais, quiabo, etc. (para mais detalhes, veja o Apêndice I, sobre alimentação);
- os incômodos para soltar puns e arrotar são naturais, pois o intestino do bebê ainda é imaturo. Para melhorar as dores, faça movimentos circulares na barriga do bebê e dobre suas perninhas delicadamente, em direção à barriga;
- quando você amamenta seu filho, perceba se algum alimento que você come aumenta as cólicas ou gases do bebê. Evite chocolate, fritura, pimenta, chá preto ou mate, amendoim, etc. Outros alimentos suspeitos são ovos, repolho, brócolis, couve-flor, feijões e grão-de-bico (veja o Apêndice I, sobre alimentação);
- se você sente um beliscão ou dor intensa enquanto o bebê suga, provavelmente o bebê não está encaixado, pegando o seio, corretamente; reposicione-o para que não machuque seus seios;
- se você se sente mal, tem febre, calafrios, inchaço e sudorese noturna por mais de uma semana, fale com seu médico; você pode estar com mastite (inflamação da glândula mamária); e
- durma bem, beba muita água e água de coco, procure relaxar – a produção de leite é mais eficiente enquanto você descansa.

Como terminar a mamada?

Geralmente, o bebê solta sozinho o seio quando está satisfeito e termina de mamar. Mas se for preciso interromper a mamada, a mãe deve colocar a ponta do dedinho delicadamente no canto da boca do bebê para que ele solte o peito sem machucar.

Para o bebê arrotar, a mãe, o pai ou outro familiar deve levantá-lo e apoiar a cabeça em seu ombro, fazendo uma leve massagem nas costas. É importante a participação da família neste momento.

Outra posição para arrotar é colocar o bebê sentado no colo da mãe, inclinando-o para frente, apoiado com o braço da mãe e com as pernas flexionadas.

O peito não precisa de limpeza antes ou após as mamadas. O banho diário é suficiente.

Posições mais comuns para amamentar o bebê:

A pegada do bebê é algo importante principalmente no início, pois ele ainda está aprendendo a sugar, deglutir e a se alimentar. Se a pega estiver incorreta, o bebê pode engolir muito ar junto com a mamada – o que aumenta o incômodo de gases e arrotos; além disso, se o bebê estiver pegando o seio de forma inadequada, aumenta o risco de ele machucar os seios da mãe enquanto mama. A seguir, destaco algumas posições indicadas para se amamentar o bebê:

- Tradicional: a mãe deve estar com as costas retas, em local confortável, não deve ficar curvada. A criança, por sua vez, deve estar na altura do seio com um dos braços em volta da cintura da mãe, barriga com barriga. O rosto do bebê deve estar voltado para cima, com vias aéreas desobstruídas (narinas liberadas), língua por baixo do mamilo, lábios para fora, abocanhando a maior parte do mamilo que conseguir. O neném deve ir até o seio com o reflexo de busca. Isso ocorre quando a mãe encosta o mamilo ou o dedo no canto da boca do bebê e estimula-o a buscar o seio.
- Invertida: o bebê fica de lado, apoiado em um almofada ou algo parecido, na altura do seio, com a barriga na cintura da mãe e um dos braços em volta da cintura. Esta posição é boa para quem quer amamentar dois bebês ao mesmo tempo e tem mamas grandes. Ideal para mãe de gêmeos.
- Cavalinho: o bebê fica de frente, de cavalinho frontal na mãe. Esta posição é indicada quando o bebê é um pouquinho maior e a mãe tem seios grandes.
- Decúbito dorsal: a mãe fica deitada e o bebê mama deitado em cima da mãe. Esta posição é boa para quem está com a mama muito cheia, mas não deve ser usada sempre, nem por muito tempo.

- Deitada: barriga com barriga, os dois deitados. O bebê não deve estar com a cabeça e pescoço plano. A mãe deve colocar o braço por baixo do pescoço do bebê para elevá-lo um pouco. Mas cuidado! Nesta posição, a criança corre o risco de broncoaspirar o leite e engasgar, podendo até morrer. Além disso, a mãe precisa tomar cuidado para não dormir, nem deixar o bebê dormir ao lado do seu corpo, pois é perigoso a mãe esmagar o bebê ou até asfixiá-lo com o seio.

Quando retirar o leite das mamas?

O ideal é retirar o leite quando:

- a mãe tem leite em excesso;
- a mãe precisa aumentar a produção e o fluxo;
- a mãe e o bebê não podem ficar juntos;
- a mãe volta a trabalhar e tem de oferecer o leite materno no copinho ou mamadeira;
- o peito não foi mamado e está cheio;
- o bebê tem dificuldade de sugar;
- a mãe deseja doar o excedente de seu leite para bancos de leite; e
- a mãe deseja armazenar o leite.

Ao retirar o leite do peito, a mãe deve:

- estar de cabelos presos e usar uma touca de banho ou pano amarrado;
- proteger a boca e o nariz com pano ou fralda;
- escolher um lugar limpo e tranquilo;
- preparar uma vasilha (de preferência um frasco com tampa plástica) fervida por 15 minutos;

- massagear o peito com a ponta de dois dedos, iniciando na região mais próxima da aréola indo até a mais distante do peito, apoiando o peito com a outra mão;
- massagear por mais tempo as áreas mais doloridas;
- apoiar a ponta dos dedos (polegar e indicador) acima e abaixo da aréola, comprimindo o peito contra o tórax;
- comprimir com movimentos rítmicos, como se tentasse aproximar as pontas dos dedos, sem deslizar na pele; e
- desprezar os primeiros jatos e guardar o restante no recipiente.

Para armazenar o leite ordenhado:

- caso não haja refrigerador no local de retirada, o leite pode ser coletado em vasilha limpa e esterilizada, e colocado em local fresco. Para evitar a diarreia, esse leite que ficar ao ar livre só deve ser usado até seis horas após a coleta. Já o leite retirado e refrigerado com segurança, em vidro estéril, pode ser consumido em até 24 horas ou congelado por até 30 dias.
- Se quiser armazenar por mais tempo o leite, é preciso pasteurizá-lo, o que consiste em aquecer o leite até atingir 62,5° C por 30 minutos, com o objetivo de inativar 100% dos microrganismos patogênicos e 99,99% da microbiota saprófita. O leite já pasteurizado deve ser congelado e pode ser consumido em até seis meses. Sempre coloque etiqueta com o dia da coleta e o prazo de validade do leite.

Para alimentar o bebê com o leite armazenado, retire-o do freezer ou geladeira, verifique o prazo de validade e aqueça em banho-maria até a estabilização da temperatura do banho em 62,5° C. Ofereça o leite ao bebê com colher, copo, copinho ou xícara e lembre-se sempre de descartar o que sobrou.

Observações importantes:
Não dê o seu leite materno sem ser pasteurizado para outras crianças e não aceite o leite não pasteurizado de outra mãe para o seu bebê.

Nenhum bebê deve mamar no peito de outra mulher que não seja a sua mãe. Isto porque algumas mulheres podem ser portadoras de doenças como a aids, que podem passar através do leite materno. Mulheres HIV positivo não podem amamentar seus filhos. No Brasil, existem programas de apoio às mulheres HIV positivo que garantem a oferta de leite aos seus bebês em substituição ao leite materno.

Cuidados com as mamas durante a gestação e lactação

Alguns cuidados são importantes para uma amamentação mais tranquila:

- não usar cremes, óleos, pomadas, sabão ou sabonete nos mamilos;
- evitar espremer o peito durante a gestação para retirada do colostro, pois isto pode estimular contrações uterinas;
- observar se o mamilo fica saliente ou se retrai quando a aréola é puxada;
- a criança mama a aréola e não o bico;
- nenhum tipo de bico impede a amamentação, caso tenha dúvidas converse com seu médico; e
- o uso de sutiã ajuda na sustentação do seio, pois é durante a gravidez é que ele apresenta o primeiro aumento de volume.

Guia da alimentação

Na Tabela II.1, a seguir, traço algumas diretrizes aproximadas para orientar a mãe sobre a idade, o tempo e a frequência da amamentação, inclusive com mamadeira, caso não haja sucesso no aleitamento materno. Porém, outros fatores, como apetite e potência de sucção, podem afetar essas quantidades e tempos. Trata-se de uma sugestão alimentar para bebês nascidos a termo com peso entre 2,5 kg e 4 kg ao nascer. Para prematuros, é preciso fazer um ajuste de acordo com a idade de desenvolvimento do bebê. Se o bebê nasceu de 8 meses, por exemplo, considere-o recém-nascido quando tiver 1 mês de idade.

TABELA II.1 ALIMENTAÇÃO MÉDIA PARA BEBÊS

Idade	Mamadeira	Frequência	Amamentação	Frequência	Dicas
Primeiros 3 dias	56 g por mamada (453 g a 510 g por dia)	A cada 2 hs	À vontade*	Sempre que o bebê quiser	Deixe o bebê sugar à vontade para estimular o fluxo de leite
Até 6 semanas	56 g a 141 g por mamada (510 g a 700 g por dia)	7 a 8 mamadas por dia	Em média uns 45 minutos	A cada 2h30 ou 3 horas durante o dia + uma refeição robusta à noite	O bebê dorme em média de 4 a 5 horas seguidas a noite
6 semanas a 4 meses	113 g a 170 g por mamada (700 g a 907 g por dia)	6 mamadas por dia + uma refeição robusta à noite	Em média uns 30 minutos	A cada 3 horas ou 3h30 + uma refeição robusta a noite	O bebê dorme em média de 6 a 8 horas seguidas a noite
4 a 6 meses	141 g a 226 g por mamada (0,750 litro a 1,07 litro por dia)	5 mamadas + uma refeição robusta à noite	Em média de 20 a 30 minutos	A cada 4hs	O bebê dorme em média 10hs seguidas a noite

* No primeiro dia, o dia todo, pelo menos 5 minutos em cada seio para estimular a produção de leite nos dois seios; no segundo dia, a cada 2 horas, pelo menos 10 minutos em cada seio; e, no terceiro dia, a cada 2h30 pelo menos 15 minutos em cada seio.

Fonte: HOGG e BLAU, p. 97 e 98, 2005.

Se eu não puder amamentar?

No caso da impossibilidade total de se amamentar exclusivamente e de forma frequente seu bebê, o mais indicado é utilizar as fórmulas desenvolvidas exclusivamente para este fim. Seu pediatra ou nutricionista poderão indicar a mais apropriada para seu bebê.

Alguns fatores que afetam a amamentação exclusiva e frequente são, principalmente, problemas na saída do leite, devido ao estresse, medo, insegurança, nervosismo ou pelo fato de a mãe não querer amamentar. Geralmente as mães que não estão abertas à amamentação não deixam o bebê sugar livremente, impedindo que aconteça o estímulo para a descida do leite.

Às vezes, a dificuldade em amamentar ocorre também devido a algum procedimento cirúrgico, como, por exemplo, o fato de a mulher ter extraído as glândulas mamárias responsáveis pela produção de leite, fazendo com que a produção fique insuficiente. Ou, a amamentação fica prejudicada pela necessidade de a mãe voltar a trabalhar antes dos seis meses completos do bebê, não podendo assim dispensar as devidas atenções e a nutrição para o bebê em tempo integral.

Se o bebê nascer com lábio leporino, isso não impede a amamentação; a mãe pode segurar com o dedo unindo os lábios durante a amamentação, e, se ele tiver fenda palatina, é necessário que a aleitamento seja feito na posição ereta para que o leite não vaze.

Havendo assim a impossibilidade de amamentar, a opção para todos esses casos é o uso adequado de fórmulas infantis específicas para a idade e condição fisiológica do bebê. As fórmulas são leite de vaca modificado, hidrolisado, para ficarem próximas ao leite materno. Elas já vêm com a quebra parcial de suas proteínas para facilitar a digestão, além de terem o acréscimo de nutrientes insuficientes. Elas devem ser dadas até os 24 meses de idade, só a partir daí, então, é que pode começar a dar o leite de vaca em pó ou pasteurizado integral. Existem outras opções de leites, como os soja, arroz, aveia, amêndoas, quinoa e cabra. Este último é muito utilizado no Nordeste, mas o seu consumo frequente e exagerado pode causar desidratação no bebê, pois contém mais sódio do que os demais leites.

Veja a seguir as desvantagens das fórmulas:

- elas são mais caras;
- a mãe deve seguir à risca as recomendações sobre a forma de preparo, para que não haja uma modificação que possa prejudicar a saúde do bebê, pois a hiperdiluição pode levar a deficiências nutricionais; e a hiperconcentração pode causar sobrecarga renal e desidratação;
- a qualidade da água deve ser excelente, de preferência mineral ou fervida e deve ser usada em temperatura ambiente;
- se o leite for aquecido, ele perde propriedades importantes;
- é preciso oferecer água ao bebê se a diluição não estiver correta;
- não têm todos os benefícios do aleitamento materno;
- há um inadequado desenvolvimento cognitivo, psicomotor e de sincronização do bebê;
- a sucção do bebê não proporciona o mesmo desenvolvimento da mandíbula;
- podem provocar cárie de mamadeira, mordida errada, respiração bucal, retrognatismo fisiológico; e
- há perda de vitaminas em seu processamento.

Principais modificações das fórmulas em relação ao leite de vaca integral:

- as proteínas são parcialmente hidrolisadas para ter um menor potencial alergênico;
- menor quantidade de proteínas formadoras de coágulos firmes e resistentes, estas proteínas são de difícil digestão e tem menor biodisponibilidade;
- desmineralização parcial para evitar a desidratação e sobrecarga renal;
- acréscimo do soro do leite para tentar atingir as necessidades de aminoácidos (moléculas que formam as proteínas) essenciais (o organismo não produz, é preciso ingerir através da dieta);
- retirada parcial da gordura do leite, diminuindo a gordura saturada e aumentando a poli-insaturada, para melhorar a digestibilidade, qualidade e biodisponibilidade;

- acréscimo de ferro;
- acréscimo de carboidratos, principalmente a lactose, que auxilia na absorção do cálcio;

A diluição das fórmulas está indicada no rótulo do produto e deve ser seguida à risca, sem acréscimo ou retirada de nenhum composto.

Caso a criança esteja recebendo o leite de vaca integral, a diluição indicada é:

- 1º mês de vida: uma parte de leite para uma parte de água; acréscimo de 8% de carboidratos (sendo 5% de açúcar e 3 % de oligossacarídeos);
- de 1 a 4 meses: duas partes de leite para uma parte de água; acréscimo de 8% de carboidratos (sendo 5% de açúcar e 3 % de oligossacarídeos);
- a partir do 5º mês: dar leite integral.

Já a diluição correta para leite de vaca pasteurizado é:

- do nascimento até o final do 3º mês: duas partes de leite para uma parte de água; acréscimo de 8% de carboidratos (sendo 5% de açúcar e 3 % de oligossacarídeos) ou 6% de carboidratos (sendo 4% de açúcar e 2% de oligossacarídeos) + 1% de óleo vegetal; e
- a partir do 4º mês: dar leite integral completo.

Por que não dar leite de vaca ao seu filho nem fazer uso de mamadeira?

As principais razões são:

- apropriado para bezerros;
- maior incidência de refluxo, gases e cólicas;
- contém proteínas de difícil digestão;

- vitaminas e minerais estão em desequilíbrio, podendo causar deficiências de zinco, ácido fólico, W3;
- biodisponibilidade dos nutrientes é prejudicada;
- maior risco de anemia e hipocalcemia (deficiência de ferro e cálcio);
- risco de microhemorragias;
- risco de cáries;
- má dentição e mordida prejudicada;
- a criança fica mais suscetível a infecções e doenças;
- flora intestinal prejudicada;
- alta carga de solutos, causando sobrecarga renal;
- há a necessidade de dar água para o bebê;
- risco de desidratação;
- maior risco para obesidade e desnutrição;
- risco de contaminação no leite;
- elementos imunológicos insuficientes;
- os bebês que não são alimentados no peito devem ser suplementados com ferro desde o primeiro mês de vida até completar 2 anos de idade;
- reduz desenvolvimento cognitivo, motor e psicossocial;
- inadequado desenvolvimento e crescimento da criança;
- sucção do bebê não é nutritiva; não tem sincronização nos movimentos de sucção, deglutição e respiração;
- menor vínculo entre mãe e filho;
- Ph inadequado na boca, diminui secreção salivar;
- impede desenvolvimento do maxilar, dificulta erupção e alinhamento dos dentes;
- a criança fica preguiçosa para mastigar;
- o bebê nasce com os sistemas digestivo e renal imaturos para digerir outros leites que não o materno;
- a digestão demorada do leite de vaca faz o bebê dormir muito, pois gasta energia em excesso tentando digeri-lo, o que não é bom, pois deixa o bebê mais cansado e apático. Além disso, o resíduo da di-

gestão demorada do leite facilita a proliferação de germes, crescimento bacteriano indesejável na flora intestinal;

- perde as vitaminas no processamento e aquecimento;
- o neném precisa de suplementação de vitamina K, pois a flora intestinal alterada não produz esta vitamina adequadamente.

A criança alimentada com leite de vaca pode precisar de suplementação de ferro a partir do primeiro mês de vida, independente do tempo e peso de nascimento. Fale com seu pediatra ou nutricionista.

Quando iniciar o desmame?

O período do desmame se inicia com a introdução de qualquer outro tipo de alimento que não seja o leite materno. O período vai desde a introdução de outros alimentos (isso inclui a introdução de leite industrializado no lugar do leite materno) até a suspensão completa do aleitamento materno.

A criança "desmamada" é aquela que não se alimenta mais de leite materno. O Ministério da Saúde preconiza que o desmame deve ser iniciado quando a criança completar seis meses de idade, introduzindo gradualmente alimentos sólidos no lugar das mamadas, e deve ser finalizado quando a criança completar 2 anos. O aleitamento materno deve ser mantido como alimentação complementar à alimentação sólida até os 2 anos completos da criança.

Aos seis meses, o bebê já está com seu sistema digestivo e intestinal mais preparado para receber os alimentos sólidos. A criança já consegue se sentar para comer, é capaz de deglutir o alimento e precisa de mais energia para crescer e se desenvolver. Por isso, o que é preconizado é que a introdução de novos alimentos se inicie quando o bebê completar seis meses. As mamadas devem ser mantidas como alimento complementar e, à medida que novos alimentos sólidos são introduzidos, a ingestão de alimentos líquidos vai diminuindo (falarei sobre introdução alimentar no meu próximo livro. Aguarde!).

Apesar das recomendações do Ministério da Saúde de manter o aleitamento materno exclusivo e frequente até seis meses e de forma complementar à alimentação sólida até os 2 anos, a realidade de muitas mulheres não as possibilita seguir estas recomendações. Algumas mães iniciam o desmame de leite materno quando voltam a trabalhar, e começam a dar leite industrializado na mamadeira quando o bebê ainda está com quatro ou cinco meses; outras começam a introduzir novos alimentos antes dos seis meses e passam a dar leite industrializado na mamadeira como complemento; outras, ainda, começam a introduzir alimentos sólidos aos seis meses, mas preferem passar a dar leite industrializado ou leite materno na mamadeira... Enfim são raras as mães que conseguem e podem introduzir alimentos sólidos aos seis meses e manter o aleitamento materno como complemento por mais tempo.

Independente de quando e como será feito, o período do desmame é extremamente delicado, e pode gerar sentimentos conflitantes na mãe. Amamentar cria um elo forte entre mãe e filho. Quando a mulher inicia o desmame, introduzindo leite industrializado no copinho ou na mamadeira, ou introduzindo novos alimentos, ela pode sentir um sentimento de culpa e de perda, pelo fato de estar menos tempo amamentando o bebê. Algumas mulheres se sentem culpadas por deixar de dar os seios e começar a dar outros alimentos ou mamadeira ao filho. Mesmo aquelas mães que fazem a introdução alimentar mantendo as mamadas podem sentir este sentimento de perda, pois a ligação entre mãe e filho, quando este é amamentado, é muito forte. A perda de algumas mamadas, substituindo essas por alimentos, pode gerar conflitos e sentimento de perda na mãe.

Por isso, antes de iniciar a introdução alimentar, prepare-se psicologicamente, ainda mais aquelas mães que farão a transição do aleitamento para a mamadeira ou para o copinho. Sugiro-lhes que pensem bem se estão preparadas e se é o momento certo e necessário para fazer mesmo isso. Além do mais, o ideal é que a transição, se realmente necessária, seja feita dos seios para o copinho infantil, pulando a etapa da mamadeira.

Como introduzir o copinho infantil?

Quando a criança estiver com uns cinco meses, comece a oferecer o leite que ela estiver acostumada no copinho infantil, para começar sua adaptação ao uso do copinho.

O copinho infantil é melhor, pois possui uma válvula que controla o fluxo de saída do líquido, e a criança pode segurá-lo sozinha. A prática precisa ser diária para o bebê se acostumar. Alguns bebês preferem os copinhos com canudos (principalmente os alimentados no peito), outros preferem com válvulas (principalmente os alimentados com mamadeira) – escolha um e seja constante, não fique trocando de copinho, mas prefira aqueles com bico macio, de silicone.

Sente o bebê de lado no seu joelho e faça-o segurar o copinho, ajude-o a levar o copinho até a boca. Haja de maneira descontraída e alegre, não torne este momento algo tenso e obrigatório. Não force o bebê; caso ele resista por mais de 5 minutos, espere 1 hora e tente novamente. Se precisar, tente várias vezes no mesmo dia.

Comece oferecendo um pouco de leite (28 g) para não pesar o copinho e o bebê conseguir segurá-lo. Não ofereça suco no início, pois corre o risco de o bebê se recusar a beber leite no copinho, caso ele se acostume só com o suco. O bebê vai preferir continuar bebendo o leite no peito ou na mamadeira. Quando o bebê estiver bem acostumado, aumente a quantidade de leite gradualmente até começar a dar outros líquidos no copinho, como água e água de coco.

Em caso de intolerância à lactose

A intolerância à lactose é uma síndrome clínica caracterizada pela incapacidade de o bebê hidrolisar, digerir a lactose – um carboidrato (monossacarídeo) presente em grande quantidade no leite. Esse carboidrato é hidrolisado pela lactase, enzima presente no intestino. Essa síndrome pode ter origem genética ou pode ocorrer devido a diarreias intensas, em que se perdem as dissacaridases, enzimas do intestino, ou devido ao consumo excessivo ao longo da vida de alimentos ricos em lactose.

Os sintomas da intolerância à lactose são distensão abdominal, cólicas intensas, diarreia após a ingestão de leite e derivados, desconforto intestinal e perda de peso.

Normalmente, todo bebê a termo, que nasce a partir da 38º semana, e com o peso considerado adequado (entre 2,800 kg e 4 kg), nasce com a enzima lactase em grande quantidade. Esta é a enzima responsável pela digestão da lactose, carboidrato presente no leite.

Os prematuros (que nascem antes de 37 semanas) normalmente nascem com deficiência desta enzima, mas o leite de suas mães têm uma quantidade inferior de lactose – como a natureza é sábia, não?! Às vezes, é necessário que a mãe de prematuros, antes de dar de mamar, pinguem algumas gotas de lactase na boca do bebê para facilitar a digestão. Isso deve ser feito por pouco tempo, pois o próprio leite materno estimula o desenvolvimento da mucosa do bebê, auxiliando o seu sistema digestivo a funcionar de forma adequada.

Alguns bebês a termo e com peso adequado podem nascer com deficiência significativa desta enzima, sendo diagnosticados como *intolerantes à lactose*.

Nesses casos, a mãe pode tentar pingar lactose na boca do bebê antes de mamar, e, se ele continuar com os sintomas, deve-se utilizar de fórmulas infantis sem lactose ou de bebida de soja (como o bebida de soja pode ser alergênico às crianças, é preciso falar com seu pediatra ou nutricionista, para maiores orientações).

Ao se usar fórmulas para crianças hiperalergênicas, deve-se observar a diluição correta. Se a mãe fizer uma superdiluição, a criança pode ficar desnutrida e desidratada, ou, ao contrário, se fizer muito concentrada, isso pode acarretar uma sobrecarga renal no bebê.

Outra possibilidade é o uso de bebida de soja sem sabor, porém, este é deficiente em algumas proteínas, vitaminas e minerais. Além de poder ser alergênico também.

Quando introduzir os alimentos sólidos?

Como já disse anteriormente, aos seis meses, o bebê já está com seu sistema digestivo e intestinal mais preparado para receber os alimentos sólidos. A criança já consegue se sentar para comer, é capaz de deglutir o alimento e precisa de mais energia para crescer e se desenvolver.

Por isso, o ideal é que a introdução de novos alimentos se inicie quando o bebê completar seis meses. As mamadas devem ser mantidas como alimento complementar, e à medida que novos alimentos sólidos sejam introduzidos, a ingestão de alimentos líquidos vai diminuindo.

Os alimentos sólidos não fazem o bebê dormir melhor e por mais tempo, isso é mito. O bebê pode estar com o estômago cheio de leite materno, e não precisar de alimentos sólidos para dormir por mais tempo. Outro mito é dar alimentos sólidos antes do tempo para bebês com refluxo; isso só vai aumentar as chances de o bebê ficar constipado, causando um novo problema para os pais.

Existem alguns fatores que devem ser levados em conta para verificar se seu filho está preparado antes do tempo (antes dos seis meses) para receber alimentos sólidos:

- ele tem estado com muita fome; termina a mamadeira ou os dois seios e ainda parece estar faminto;
- um bebê com cinco meses ou mais não precisa mamar no meio da noite. Se o bebê sempre acorda parecendo faminto, aumente a ingestão de leite durante o dia. Caso ele ainda acorde com fome, pode ser indício de que ele já precisa de alimentos mais consistentes;
- coloque uma colher delicadamente na boca do bebê, se ele empurrar a colher para fora com a língua, ele ainda tem o reflexão de protusão e tenderá a sugar a colher caso tente alimentá-lo. Espere mais um pouco para que o seu bebê esteja preparado para deglutir os alimentos;
- a partir de quatro meses, alguns bebês começam a se interessar pelo que comemos, uns até salivam e imitam os movimentos da mastigação. Apesar disso, aguarde mais um pouco, pois a criança pode ainda ser muita pequena para digerir e deglutir de maneira eficiente;
- os bebês que já conseguem sentar estão mais preparados para iniciar a alimentação sólida, eles têm pescoço e costas mais firmes, e conseguirão deglutir os alimentos com mais facilidade ;
- os bebês que conseguem pegar as coisas e levá-los à boca estão mais preparados para iniciar a introdução de novos alimentos; e
- bebês com quatro meses, pesando acima de 7,5 kg.

Apesar das dicas, o ideal é seguir as recomendações do Ministério da Saúde e iniciar a introdução de alimentos sólidos a partir dos seis meses completos do bebê, e sempre conversar com seu nutricionista e pediatra.

Apêndice IV

Plantas Contraindicadas na Gestação e Lactação

Fique atenta: durante os três primeiros meses de gestação, deve ser evitado o uso de qualquer espécie de planta medicinal, cujos estudos para avaliação de efeitos tóxicos e de má-formação sobre o feto não estejam concluídos.

Fitoterápico	**Período**	**Justificativa**
Açafrão falso (*Curcuma longa*)	Gestação	Emenagoga, abortiva
Achalypha indica	Gestação	Emenagoga (que provocam ou favorecem a menstruação)
Alcachofra (*Cynara scolymus*)	Lactação	Redução do leite e sabor amargo no leite
Alcaçuz (*Glycyrrhiza glabra*)	Gestação	Emenagoga, ação hormonal
Alcaçuz chinesa (*Glycyrrhiza uralensis*)	Gestação	Emenagoga, ação hormonal
Alecrim (*Rosmarinus officinalis*)	Gestação	Abortiva

Algodoeiro (*Gossypium herbaceum*)	Gestação	Emenagoga
Alho (*Allium sativum*)	Lactação	Cólicas no lactente
Angélica chinesa (*Angelica sinensis*)	Gestação	Estimulante do útero, emenagoga
Angélica europeia (*Angelica archangelica*)	Gestação	Emenagoga, estimulante do útero
Anis (*Pimpinella anisium*)	Gestação	Ação hormonal, emenagoga
Arnica (*Arnica montana*)	Gestação e lactação	Hemorragia, aborto, vômitos e cólicas
Arruda (*Ruta chapelensis*)	Gestação	Genotóxica
Arruda (*Ruta graveolens*)	Gestação	Emenagoga, estimulante do útero, abortiva
Babosa (*Aloe sp.*)	Gestação e lactação	Emenagoga, abortiva, mutagênica, ocitócica, catártica
Bardana (*Arctium lappa*)	Gestação	Estimulante do útero, ocitócica
Boldo (*Coleus barbatus*)	Gestação	Abortiva
Cajazeira (*Sida veronicaefolia*)	Gestação	Abortiva
Calêndula (*Calendula officinalis*)	Gestação	Emenagoga, abortiva
Camomila (*Matricaria recutita*)	Gestação	Emenagoga, relaxante do útero

Capim-santo/Capim-limão (*Cymbopogon citratus*)	Gestação	Relaxante do útero
Carqueja (*Baccharis sp.*)	Gestação	Abortiva, relaxante do útero
Cáscara sagrada (*Rhamnus catharticus*)	Gestação, lactação	Estimulante do útero, abortiva, cólicas e diarreias no lactente
Catuaba (*Anemopaegma sp*)	Gestação	Aborto
Copaíba (*Copaifera sp*)	Gestação e lactação	Má-formação no recém-nascido, cólicas e diarreia
Cravo dos jardins (*Dianthus superbus*)	Gestação	Aborto
Erva de Santa Maria/Mastruço (*Chenopodium ambrosioides*)	Gestação e lactação	Contrações, aborto, vômitos e torpor
Espinheira santa (*Maytenus aquifolium*)	Lactação	Redução do leite
Espinheira santa (*Maytenus ilicifolia*)	Amamentação	Redução do leite
Funcho/Erva-doce (*Foeniculum vulgare*)	Gestação	Contrações, ação hormonal, emenagoga, abortiva
Ginseng (*Panax ginseng*)	Lactação	Pode causar androgenização
Guaco (*Mikania glomerata*)	Gestação	Hemorragia
Hibisco (*Hibiscus rosa-sinensis*)	Gestação	Emenagoga, abortiva

Hipérico (*Hypericum erforatum*)	Gestação	Emenagoga, estimulante do útero, abortiva
Hyssopus officinalis	Gestação	Emenagoga, abortiva
Lágrimas de Nossa Senhora (*Coix lacrima-jobi*)	Gestação	Contrações
Linhaça (*Linnum sitatissimum)*	Gestação	Emenagoga
Lobelia inflata	Gestação	Relaxante do útero, tóxica
Mostarda (*Brassica alba*)	Gestação	Emenagoga, abortiva
Noz-moscada (*Myristica fragans*)	Gestação	Abortiva
Pêssego (*Prunus pérsica*)	Gestação, lactação	Emenagoga, abortiva, redução do leite, contém amigdalina (tóxica)
Poejo (*Mentha pulegium*)	Gestação	Emenagoga
Quebra-pedra (*Phyllantus niruri*)	Gestação e lactação	Aborto, cólicas e diarreia
Romã (*Punica granatum*)	Gestação	Contrações e aborto
Sálvia (*Salvia officinalis*)	Gestação (SUS), Lactação (CFF)	Contrações (SUS), ação hormonal, abortiva, redução do leite (CFF)
Sene (*Cassia senna*)	Gestação e lactação	Contrações, aborto, diarreia no lactente
Soja (*Glycine max*)	Amamentação	Redução do leite
Tomilho (*Thymus spp.*)	Gestação	Emenagoga

Trombeteira (*Datura stramonium*)	Gestação	Abortiva, tóxica
Zedoária (*Curcuma zedoaria*)	Gestação	Abortiva

Fonte: Secretaria de Estado de Saúde do Rio de Janeiro. Disponível em: <http://www.saude.rj.gov.br/GUIASUS/pg_79.shtml>.

CONSELHO FEDERAL DE FARMÁCIA. *Revista Pharmacia Brasileira*, jun/jul 2002. (Tabela adaptada)

Apêndice V

Tabela de Vitaminas e Minerais

Minerais	Funções	Fontes
Cálcio	Participa da estrutura dos ossos e dentes; atua na permeabilidade da membrana celular, na contração muscular, na transmissão de impulsos nervosos, na coagulação sanguínea e na ativação das enzimas.	Vegetais folhosos verde-escuros, brócolis, algas, gergelim, *tahine*, grão-de-bico, lentilha, feijões, sardinha, ostras, peixes com espinhas, leite e derivados, pão integral, frutas cítricas.
Cobre	Melhora energia; diminui inflamação; atua nos hormônios ovarianos e mineralização óssea; melhora a imunidade; regula temperatura corporal.	Ostras, fígado, rim, chocolate, nozes, leguminosas secas, cereais, frutas, legumes, verduras.
Ferro	Atua no processo respiratório; é utilizado na formação da hemoglobina; participa na formação da mioglobina; faz parte de sistemas enzimáticos relacionados à produção de energia celular.	Vísceras, carnes em geral, gema de ovos, leguminosas, vegetais verdes folhosos, algas, vegetais verde-escuros, cereais integrais, semente de abóbora, açúcar mascavo e rapadura.

Minerais	Funções	Fontes
Zinco	Participa de diversas atividades metabólicas; participa no metabolismo dos ácidos nucleicos (RNA e DNA) e participa na síntese proteica.	Carnes, ovos, fígado, frutos do mar, lentilhas, cacau, germe de trigo, aves, peixes, cereais integrais, nozes, ostras, marisco, queijos e leguminosas (feijões).
Selênio	Participa de diversas atividades metabólicas no organismo.	Carnes, oleaginosas, cereais, integrais, ovos, leite e derivados.
Iodo	Participa diretamente na produção dos hormônios da tireoide. Tanto o excesso quanto a deficiência deste nutriente estão relacionados a disfunções desta glândula (hipo e hipertireoidismo).	Frutos do mar, algas e sal iodado.
Magnésio	Participação no metabolismo das gorduras e reações intracelulares. Tanto o excesso quanto a deficiência deste nutriente estão relacionados com má-formação fetal, pré-eclâmpsia e retardo de crescimento intrauterino.	Cereais integrais, castanhas, chocolate amargo, vegetais verde-escuros e frutas.
Manganês	Auxilia síntese e digestão de proteínas; essencial para utilização de complexo B; co-fator de enzimas; auxilia metabolização de CHO; auxilia síntese de colágeno, estrógeno e progesterona; faz parte da formação de células sanguíneas e ossos.	Grãos integrais, leguminosas, nozes e chás. As frutas e vegetais são fontes moderadas.

Minerais	Funções	Fontes
Boro	Auxilia na mineralização óssea; diminui inflamação; auxilia a memória; melhora a produção de estrógeno.	Frutas secas, amêndoas, folhas verde-escuras, suco de uva, feijões, maçãs e peras.
Cromo	Diminui LDL, aumenta HDL; diminui compulsão por doces; previne osteoporose.	Levedo de cerveja, carnes, cereias integrais, cogumelos e castanhas.
Silício	Auxilia na diminuição de Queca de cabelo; auxilia na prevenção de osteoporose; auxilia na diminuição de insônia; melhora saúde da pele, cabelo e unhas; mantém artérias saudáveis.	Abóbora, alcachofras, alho-poró, aveia, cebola, cevada, aspargos, mel, morango, nabo, pepino, pinhão, tâmara, milho.
Vanadio	Auxilia na regulação do funcionamento da tireoide; diminui chances de abortos; melhora produção de leite.	Frutas, legumes, crustáceos, peixes, castanhas.

Fonte: Dados do Institute of Medicine (IOM) – Dietary reference intakes (IOM, 2002).

Referências Bibliográficas

Sites consultados

<www.amigasdoparto.com.br>.

<www.anvisa.gov.br/divulga/noticias/2008/manual_180108.pdf>.

<www.fiocruz.br/redeblh/media/albam.pdf>.

<www.maternidadeativa.com.br>.

<www.saude.gov.br>.

BALASKAS, Janet. *Parto ativo*: guia prático para o parto natural. 2. ed. São Paulo: Ground, 2008.

CARREIRO, Denise M.; CORREA, Mayra M. *Mães saudáveis têm filhos saudáveis*. São Paulo: Denise Carreiro, 2010.

COSTANTI, Domingo. *Feliz parto natural*. São Paulo: Tao Parma, 1980.

DILEO, Gerard M. *Guia médico da gravidez*: passo a passo. São Paulo: M.Books, 2006.

GOODRICH, Frederick W. Jr. *Preparação para o parto*. 4. ed. Rio de Janeiro: Edições Block, 1977.

HOGG, Tracy; BLAU, Melinda. *A encantadora de bebês*: resolve todos os seus problemas. São Paulo: Manole, 2005.

LEBOYER, F. *Shantala, uma arte tradicional:* massagem para bebês. São Paulo: Ground, 1995.

NOGUEIRA, Adriana Tanese; LESSA, Ciça. *Mulheres contam o parto*. São Paulo: Itália Nova, São Paulo, 2003.

SILVA, Sandra. *Tratado de alimentação, nutrição & dietoterapia*. São Paulo: Roca, 2007.

TIRAPEGUI, Julio. *Nutrição:* fundamentos e aspectos atuais. São Paulo: Atheneu, 2002.

VITOLO, Márcia R. *Nutrição:* da gestação à adolescência. São Paulo: Reichmann & Affonso, 2002.

Outras Referências

World Health Organization (WHO). Maternal and Newborn Health/Safe Motherhood Unit of the World Health Organization, Care in Normal Birth: A practical guide. [Internet]. 1996; 1-54. Disponível em: http://whqlibdoc.who.int/hq/1996/WHO_FRH_MSM_96.24.pdf

World Health Organization (WHO). Managing complications in Pregnancy and Childbirth: A guide for midwives and doctors [Internet]. 2007;1-23. Disponível em: http://whqlibdoc.who.int/publications/2007/9241545879_eng.pdf

World Health Organization (WHO). WHO | Skilled birth attendants [Internet]. 2004;1-17.[cited 2011 Sep 19] Disponível em: http://whqlibdoc.who.int/publications/2004/9241591692.pdf

FIGO. Recommendations accepted by the General Assembly at the XIII World Congress of Gynecology and Obstetrics [Internet]. International Journal of Gynecology and Obstetrics 1992;38(Supplement):S79-S80.[cited 2011 Sep 19] Disponível em: http://www.ijgo.org/article/0020-7292(92)90037-J/pdf

American College of Nurse-Midwives. American College of Nurse-Midwives Position Statement on Home Birth [Internet]. 2005;1-4. Disponível em: http://www.midwife.org/siteFiles/position/homeBirth.pdf

(APHA) APHA. Increasing access to out-of-hospital maternity care services through state-regulated and nationally-certified direct-entry midwives. APHA

Public Policy Statements [Internet]. 2001;1-3. Disponível em: http://mana.org/APHAformatted.pdf

RCOG and Royal College of Midwives. Home Births [Internet]. 2007;1-6. Disponível em: http://www.rcog.org.uk/files/rcog-corp/uploaded-files/JointStatmentHomeBirths2007.pdf

ACOG Committee Opinion No. 476: Planned home birth. [Internet]. Obstetrics and gynecology 2011 Feb;117(2 Pt 1):425-8.[cited 2011 Sep 20] Disponível em: http://www.ncbi.nlm.nih.gov/pubmed/21252776

Wax JR, Lucas FL, Lamont M, Pinette MG, Cartin A, Blackstone J. Maternal and newborn outcomes in planned home birth vs planned hospital births: a metaanalysis. [Internet]. American journal of obstetrics and gynecology 2010 Sep;203(3):243.e1-8.[cited 2011 Aug 7] Disponível em: http://www.ncbi.nlm.nih.gov/pubmed/20598284

Sandall J, Bewley S, Newburn M. "Home birth triples the neonatal death rate": public communication of bad science? [Internet]. American journal of obstetrics and gynecology 2011 Apr; 204(4): e17-8; author reply e18-20, discussion e20.[cited 2011 Sep 18] Disponível em: http://www.ncbi.nlm.nih.gov/pubmed/21458615

Editors' comment [Internet]. American Journal of Obstetrics and Gynecology 2011 Apr;204(4):e20.[cited 2011 Sep 18] Disponível em: http://dx.doi.org/10.1016/j.ajog.2011.01.041

Keirse MJNC. Home birth: gone away, gone astray, and here to stay. [Internet]. Birth (Berkeley, Calif.) 2010 Dec;37(4):341-6.[cited 2011 Sep 18] Disponível em: http://www.ncbi.nlm.nih.gov/pubmed/21083728

Johnson KC, Daviss B-A. Outcomes of planned home births with certified professional midwives: large prospective study in North America. [Internet]. BMJ (Clinical research ed.) 2005 Jun;330(7505):1416.[cited 2012 Apr 19] Disponível em: http://www.pubmedcentral.nih.gov/articlerender.fcgi?artid=558373&tool=pmcentrez&rendertype=abstract

Hutton EK, Reitsma AH, Kaufman K. Outcomes associated with planned home and planned hospital births in low-risk women attended by midwives in Ontario, Canada, 2003-2006: a retrospective cohort study. [Internet]. Birth (Berkeley, Calif.) 2009 Sep;36(3):180-9.[cited 2011 Sep 18] Disponível em: http://www.ncbi.nlm.nih.gov/pubmed/19747264

Janssen PA, Saxell L, Page LA, Klein MC, Liston RM, Lee SK. Outcomes of planned home birth with registered midwife versus planned hospital birth with midwife or physician. [Internet]. CMAJ: Canadian Medical Association journal = journal de l'Association medicale canadienne 2009 Sep;181(6-7):377-83. [cited 2011 Aug 12] Disponível em: http://www.pubmedcentral.nih.gov/articlerender.fcgi?artid=2742137&tool=pmcentrez&rendertype=abstract

de Jonge A, van der Goes BY, Ravelli ACJ, Amelink-Verburg MP, Mol BW, Nijhuis JG, Bennebroek Gravenhorst J, Buitendijk SE. Perinatal mortality and morbidity in a nationwide cohort of 529,688 low-risk planned home and hospital births. [Internet]. BJOG: an international journal of obstetrics and gynaecology 2009 Aug;116(9):1177-84.[cited 2011 Sep 6] Disponível em: http://www.ncbi.nlm.nih.gov/pubmed/19624439

Birthplace in England Collaborative Group. Perinatal and maternal outcomes by planned place of birth for healthy women with low risk pregnancies: the Birthplace in England national prospective cohort study [Internet]. BMJ 2011 Nov;343(nov23 4):d7400-d7400.[cited 2012 Mar 20] Disponível em: http://www.bmj.com/cgi/content/abstract/343/nov23_4/d7400

van der Kooy J, Poeran J, de Graaf JP, Birnie E, Denktasş S, Steegers EAP, Bonsel GJ. Planned home compared with planned hospital births in the Netherlands: intrapartum and early neonatal death in low-risk pregnancies. [Internet]. Obstetrics and gynecology 2011 Nov;118(5):1037-46.[cited 2012 Feb 29] Disponível em: http://www.ncbi.nlm.nih.gov/pubmed/22015871

McIntyre MJ. Safety of non-medically led primary maternity care models: a critical review of the international literature. Aust Health Rev 2012 May; 36 (2): 140-7. [cited 2012 Jul 29] Disponível em: http://www.ncbi.nlm.nih.gov/pubmed/22624633

Olsen O, Jewell MD. Home versus hospital birth. [Internet]. Cochrane database of systematic reviews (Online) 2000 Jan;(2):CD000352.[cited 2012 Jun 11] Disponível em: http://www.ncbi.nlm.nih.gov/pubmed/10796198

Brasil. Ministério da Saúde. Parto, Aborto e Puerpério: Assistencia Humanizada à Mulher [Internet]. 2001; 1-200. Disponível em: http://bvsms.saude.gov.br/bvs/publicacoes/cd04_13.pdf

Diniz SG, Chacham AS. "The cut above" and "the cut below": the abuse of caesareans and episiotomy in São Paulo, Brazil. [Internet]. Reproductive health matters 2004 May;12(23):100-10.[cited 2011 Sep 20] Disponível em: http://www.ncbi.nlm.nih.gov/pubmed/15242215

Diniz SG. Gênero, saúde materna e o paradoxo perinatal [Internet]. Revista brasileira de crescimento e desenvolvimento humano 2009;19(2):313-326.[cited 2012 Jun 14] Disponível em: http://pepsic.bvsalud.org/scielo.php?script=sci_arttext&pid=S0104-12822009000200012&lng=pt&nrm=iso&tlng=pt

Capriglione L. Uma em 4 mulheres relata maus-tratos durante parto. Folha de São Paulo, 2011 [Internet]. Folha de São Paulo 2011; Disponível em: http://www1.folha.uol.com.br/fsp/cotidian/ff2402201101.htm

Bowser D, Hill K. Exploring Evidence for Disrespect and Abuse in Facility-Based Childbirth [Internet]. USAID-TRAction Project 2010; 1-57. Disponível em: http://www.tractionproject.org/sites/default/files/upload/RFA/RespectfulCare at Birth 9-20-101 Final.pdf

MINISTÉRIO DA JUSTIÇA - MJ; MINISTÉRIO DA SAÚDE - MS. Lei No. 11.108 [Internet]. 2005; Disponível em: http://www.planalto.gov.br/ccivil_03/_Ato2004-2006/2005/Lei/L11108.htm

Gois A, Menchen D. Cesáreas superam partos normais pela primeira vez no país [Internet]. Folha de São Paulo 2011; Disponível em: http://www1.folha.uol.com.br/equilibrioesaude/1009189-cesareas-superam-partos-normais-pela-primeira-vez-no-pais.shtml

DATA SUS. C.3 Razão de Mortalidade Materna [Internet]. TABNET.DATASUS.GOV.BR 2008; Disponível em: http://tabnet.datasus.gov.br/cgi/idb2010/C03b.htm

Morse ML, Fonseca SC, Barbosa MD, Calil MB, Eyer FPC. Mortalidade materna no Brasil: o que mostra a produção científica nos últimos 30 anos? [Internet]. Cadernos de Saúde Pública 2011 Apr;27(4):623-638.[cited 2012 Jun 14] Disponível em: http://www.scielo.br/scielo.php?script=sci_arttext&pid=S0102-311X2011000400002&lng=en&nrm=iso&tlng=pt

Amorim MM. Parto Normal vs. Cesárea - (parte 2): por que as taxas de cesárea são tão elevadas no Brasil? - Parto - Guia do Bebê [Internet]. Guia do Bebê 2011;[cited 2011 Sep 18] Disponível em: http://guiadobebe.uol.com.br/parto-normal-vs-cesarea-parte-2-por-que-as-taxas-de-cesarea-sao-tao-elevadas-no-brasil/

Faúndes A, Pádua KS de, Osis MJD, Cecatti JG, Sousa MH de. Opinião de mulheres e médicos brasileiros sobre a preferência pela via de parto [Internet]. Revista de Saúde Pública 2004 Aug;38(4):488-494.[cited 2011 Sep 20] Disponível em: http://www.scielo.br/scielo.php?script=sci_arttext&pid=S0034-89102004000400002&lng=en&nrm=iso&tlng=pt

Biografia da autora

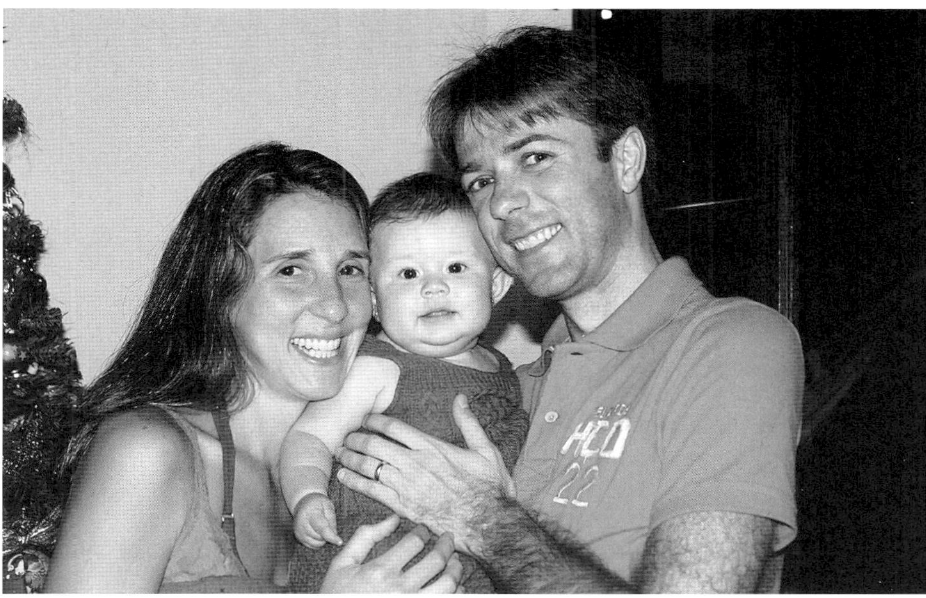

Formada em dezembro de 2001 em Administração de Empresas pela Fundação Armando Álvares Penteado – FAAP e, em dezembro de 2006, em Nutrição pelo Centro Universitário São Camilo. Autora e revisora técnica de livros da área da nutrição, da saúde e da família. Atuante na área da nutrição clínica e institucional.

Aos 24 anos, em fevereiro de 2003, descobriu acidentalmente ser portadora de Hepatite C desde o nascimento. O vírus foi contraído ainda no Hospital devido procedimentos para recuperação de icterícia pós-parto. A partir da descoberta passou a pesquisar sobre a Hepatite C, que até então era uma doença desconhecida para ela. O resultado foi à edição de um livro: *Hepatite C: minha história de vida*, publicado pela editora M.Books em 2006. O livro, além de relatar uma experiência da descoberta, traz ensinamentos sobre a Hepatite C, incluindo dicas nutricionais, cuidados de saúde e hábitos de vida saudáveis, para que os portadores ampliem seus conhecimentos e elevem sua qualidade de vida.

Durante este período, a partir de 2003, cursou a Faculdade de Nutrição pelo Centro Universitário São Camilo, em São Paulo. Em 2007, iniciou um curso de pós-graduação em Nutrição Clínica funcional, concluído em setembro de 2010. Em junho de 2008, iniciou o tratamento de Hepatite C, fazendo uso de Interferon Peguilado e Ribavirina. O tratamento medicamentoso durou 6 meses e, ao final, Natalia obteve o resultado indetectável, sendo comprovada a cura em todos os exames feitos a seguir. O resultado desta experiência foi à edição de mais um livro: *Hepatite C: Eu Venci: a alegria da cura*, também publicado pela editora M.Boooks em 2010. Neste livro, ela aborda o período em que passou pelo tratamento, seus efeitos colaterais, consequências e dificuldades. Dá dicas de como enfrentar tudo isso através de acompanhamento médico, fé, hábitos de vida saudáveis e alimentação adequada.

Em 2009, cursou Gastronomia no Natural Gourmet Institute for Healthy & Culinary Arts em Nova York. Trabalhou em jantares, cursos de culinária e em restaurantes internacionais.

Atualmente trabalha como Personal Chef. Ministra cursos de nutrição e gastronomia, palestras; faz atendimento nutricional; elabora cardápios, jantares, almoços, eventos e festas. Presta consultoria nutricional e gastronômica especializada em culinária natural, vegana e vegetariana. É autora e revisora técnica de livros da área da nutrição, da saúde e da família.

Contatos:

- Site www.nataliawerutsky.com
- Para atendimento domiciliar, entre em contato pelo e-mail: atendimento@natalianutri.com
- Para cursos, palestras, personal chef, consultoria e eventos, entre em contato pelo e-mail: chef@natalianutri.com
- Vídeos culinários no Youtube: www.youtube.com/nataliawerutsky

Natalia Mira de Assumpção Werutsky
Nutricionista/chef em gastronomia
CRN 22614

Natalia Werutsky
CHEF &
NUTRICIONISTA

Outros livros da autora

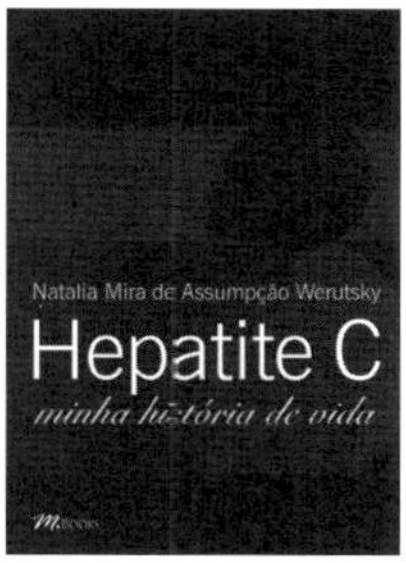

Aos 24 anos, quando estava começando sua carreira, logo após se formar em Administração e começar o curso de Nutrição, Natalia foi diagnosticada com Hepatite C. Mesmo já possuindo hábitos alimentares saudáveis e praticando exercícios, a autora precisou adaptar sua vida às novas condições e buscar mais informações sobre a doença e sobre nutrição. Este livro contém relatos de sua experiência de vida e dicas de nutrição e cuidados a serem tomados pelos portadores de Hepatite C.

No livro *Hepatite C – Eu Venci!*, Natalia conta como conviveu e suportou os efeitos colaterais do tratamento com Interferon Peguilado e Ribavirina até o momento em que obteve resultados de "não detectável" da doença. ***Inclui um diário pessoal com suas experiências e reações ao tratamento, e seu comportamento emocional e espiritual para se manter equilibrada e confiante em relação à cura.***

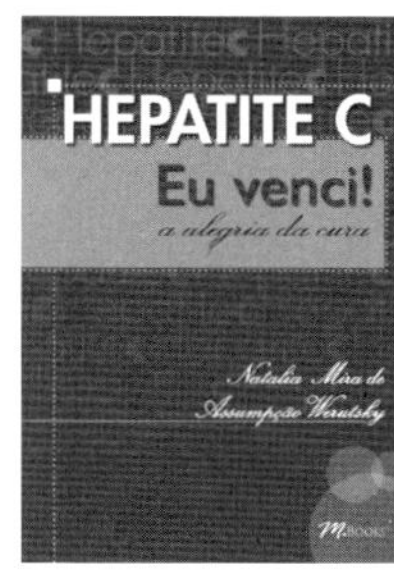

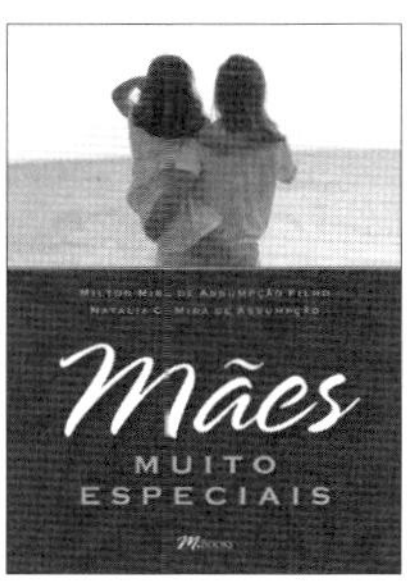

A alegria do afeto e o prazer do relacionamento familiar são sensações que transmitem confiança e segurança aos filhos. A reunião destes elementos resultou no livro, *Mães Muito Especiais*, escrito pela autora, Natália C. Mira de Assumpção, junto com seu pai, Milton Mira de Assumpção Filho, editor da M.Books, com 180 frases que indicam ações capazes de ajudar na interação familiar.

Escrito por pai e filha, este livro contém depoimentos de momentos familiares inesquecíveis. Apresenta 180 sugestões de ações que expressam amor e carinho e podem ser usadas no dia a dia para ajudar na interação familiar, valorizando e consolidando a relação.

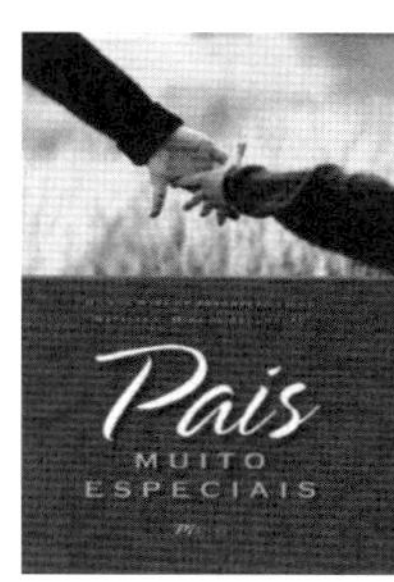

GRÁFICA PAYM
Tel. (11) 4392-3344
paym@terra.com.br